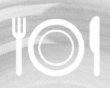

THE CANCER-FIGHTING KITCHEN

癌症饮食新知

70 道

治疗期&调养期
营养指导与示范食谱

张金坚　柳秀乖　著

U0219722

中国轻工业出版社

图书在版编目（CIP）数据

癌症饮食新知 / 张金坚，柳秀乖著 . — 北京：中国轻工
业出版社，2020.4

ISBN 978-7-5184-2667-6

Ⅰ.①癌… Ⅱ.①张… ②柳… Ⅲ.①癌 – 食物疗法
Ⅳ.① R247.1

中国版本图书馆 CIP 数据核字（2019）第 208465 号

责任编辑：付　佳　孙苍愚　　责任终审：张乃柬
整体设计：锋尚设计　　责任校对：晋　洁　责任监印：张京华

出版发行：中国轻工业出版社（北京东长安街6号，邮编：100740）
印　　刷：北京博海升彩色印刷有限公司
经　　销：各地新华书店
版　　次：2020年4月第1版第1次印刷
开　　本：710×1000　1/16　印张：14.5
字　　数：280千字
书　　号：ISBN 978-7-5184-2667-6　定价：59.80元
邮购电话：010-65241695
发行电话：010-85119835　传真：85113293
网　　址：http://www.chlip.com.cn
Email：club@chlip.com.cn
如发现图书残缺请与我社邮购联系调换
190174S2X101ZYW

【推荐序 1】

正确饮食，维护健康

过去二十多年，癌症一直高居台湾居民十大死因之首。癌症的发生除了部分与遗传有关外，大多是环境因素引起的，35% 的癌症发生与饮食有密切关系，研究显示，饮食中脂肪摄取过多，蔬菜、水果摄取不足，是许多癌症的诱因之一。

根据台湾地区的营养健康状况变迁调查结果，台湾居民的饮食习惯为脂肪摄取过多，膳食纤维摄取不足。但至今很多人仍未建立以营养需求来选择食物的习惯，且营养知识随年龄增加而呈现普遍缺乏表现，许多人受到广告的影响造成饮食摄取和保健知识的偏颇，进而产生不正确的营养观念及饮食习惯。

欲建立正确健康的饮食习惯，须先了解健康的饮食原则，均衡适量摄取各类食物。当然，在了解健康饮食原则之外，运用正确的食物保存与烹调知识，确保饮食卫生安全及健康，也是健康饮食不可或缺的一环。

因此，养成正确的饮食习惯，保持健康，降低罹患癌症的风险，避免癌症病友因饮食不当而营养不良或导致并发症的发生是当今非常重要的保健议题，希望各界加以重视，家庭、学校、社会团体、食品业界一起努力来改善这一情况。

萧东铭

台湾地区食品卫生主管机构前负责人

【推荐序2】

防癌抗癌的保健良书

认识张教授已经很多年了，最早的接触是源于门诊患者的营养会诊单，转诊医师处写着张金坚，是少数关心患者营养的外科医师。张教授曾外调台湾桃园医院担任院长一职，贡献其所学，此为立功；在行医中，他教学认真，医术高超，品德、学术兼备，是不可多得的良医、良师，此为立德；他全心致力于乳腺癌的研究，闲暇之余陆续写书论述，将其所学呈现于巨著之中，此为立言也，实在令人敬佩！

莎士比亚在剧本《第十二夜》中有云："一些人天生伟大，一些人取得英名，而一些人则具有强加于他们的伟大。"张教授才华、品德无懈可击，在高手如云的台大医院，他是乳腺癌方面的专家。除亲自操刀动手术为癌症患者治疗外，他在百忙中又邀请柳秀乖老师共同完成本书，造福患者，也让读者共享其学术成果，实属难能可贵。

看见此书，实在令我惭愧，因为我的目标就是在退休前完成一本癌症防治相关书籍，至今仍未完成，想不到竟然让张教授提前完成了。此时，我由衷佩服张教授。

此书内容丰富，首先在"请教医师"的章节中，教导我们认识癌症及其治疗的方法；其次在"请教营养师"章节中介绍化疗前、中、后应该要注意的营养调理，并提供抗癌、防癌或治癌的多种食物详细说明；最后在"健康厨房"章节中给出了具体食谱，还将中药材也引入食谱中，并把食谱分成早餐、午餐、晚餐、点心及保健茶篇，详细介绍各餐点的做法，并分列各食材的营养素，实在是一本值得反复研读的防癌、抗癌保健用书。

该书出版前，张教授邀我写序，深感荣幸，虽然本人才疏学浅，惟此机会千载难逢，故大胆承诺，特写此序，慎重推荐给读者，深信开卷必有益。

郑金宝

台湾大学医学院附属医院营养部前主任

【作者序 1】

吃得对，轻松抗癌

本人从事癌症诊疗工作已超过三十年，乳腺癌和大肠癌患者是我诊疗的重点对象，不管在病房或门诊，我经常发现癌症患者在接受治疗时会遇到与饮食有关的问题，使患者及家属困扰不已，而且在治疗过程中一些不良反应，诸如恶心、呕吐、腹泻、口腔溃疡、牙龈及喉咙疼痛等，均会造成进食困难，加上癌症患者本身营养状况不佳，常常见到患者在极短时间内体重骤降、免疫力减弱。

这些情况往往导致患者中断或放弃治疗，有些患者更是误信偏方，服用一些成分不明的食品或药物。更严重的是，很多癌症患者有"营养越丰富，癌细胞长得越快"的错误观念，使他们深感困惑，不知怎么吃，不知如何调理饮食。这些一直是患者在治疗中及恢复期间需要面对与克服的难题。

事实上，坊间有许多癌症饮食相关书籍，也有许多有关癌症治疗期间如何选用食物的演讲，但大都偏重原则性或理论性的探讨。本人在看诊时有很多患者也常会问及饮食相关问题，碍于门诊时间有限，仅能做原则性的提醒与建议，患者的收获不大。

这十年来我一直积极从事乳腺癌患者的宣教及防治工作，深知实用的饮食指南才是患者真正需要的。

由于和我一直共事的柳秀乖女士对于患者的饮食问题她有深入且透彻的了解，特策划《癌症饮食全书》一书。本书从病友的角度出发结合食材选择、烹调方法、食欲提升、营养等多方面考虑，文字简洁、图片真实。相信能为癌症患者提供正确的信息，最重要的是，诚挚希望患者能根据书内方法自行调理，达到实用效果。吃得对，轻松抗癌，正是我们衷心的期盼。

张金坚

【作者序2】

食物是最好的医药

21世纪初，癌症已成为人类健康的三大"杀手"之一，而我们也常听到周遭的亲朋好友罹患不同的癌症，人人谈癌色变。但医学在不断进步，目前有些癌症是可控或在一定程度上说是可治愈的，只要坚定信心，保持心态平和，与医生充分合作，大都能与癌细胞和平相处，战胜病魔。

我参与了很多乳腺癌防治的病友活动，如病友座谈会、医疗巡回义诊等，其中病友最常询问的就是有关如何吃的问题，尤其是在化疗期间对吃的认知更是茫然，来自亲朋好友的多方建议令人无所适从，甚至有许多不正确的饮食误区影响着患者的病情，使其错过了治疗黄金期。而在化疗时，体力的不足加上药物不良反应会出现许多饮食相关症状，甚至食之无味，家人不知该如何来协助调整饮食，最终影响患者体力的恢复及治疗效果。

基于以上种种因素，我深切体会到必须出版一本优质的健康食谱，提供正确营养信息和养生观念，来帮助他们顺利度过化疗期及恢复期，提升体力，改善生活质量。本书中遴选自然健康的食材，设计可口美味又简单烹调的食谱，来帮助患者获得更需要的营养素，以修补化疗造成的伤害，还能增进食欲和体力，增强身体的免疫力，让治疗更有成效。

由于我是癌症高危人群（家父及妹妹皆为大肠癌患者），更能深刻体会到饮食对防癌、抗癌的重要性，所以近年来深入研究健康防癌饮食，我也深信吃"对的食物"是非常重要的。许多癌症的发生皆与食用"错的食物（具致癌、促癌性）"有相关，如炸、炭烤、腌、熏制食物，发霉食物等。本书设计的食谱皆取材自然健康食材及未加工的调味料，采用健康烹调方法，少油、少盐、少糖，采用水煮、炖煮方式，保持食物的原味及营养素，希望能渐进的改变患者的饮食习惯，减少有害食物的摄取，让身体获得足够的均衡营养，有能力来抵抗癌症。

21世纪初癌症的治疗，除了正规的西医治疗外，目前医学界也注意到了营养医学，它是运用食物本身或一部分提供营养素，帮助人体预防甚至治疗疾病，还能维持体内各种营养素的平衡，就如本书食谱中的小专栏"食材营养分析"的介绍，特别强调食材具有的抗癌成分及对身体抗癌的功效，亦属于营养治疗的范围。

本书特别提出有益化疗的食物及营养素，包含植物化学物，并列出致癌性的食物，提醒患者尽量不要食用，希望能增加体内抗癌因子，减少致癌因子，有利于患者身体的复原，使癌细胞转化为正常细胞。书中还提到"七色饮食法"及"生机饮食的特点及误区"供患者参考，病友可以学习摄取身体所缺少的矿物质及维生素，促使身体新陈代谢正常运转，体内许多的抗癌生理作用必须依赖它们的推动，如具抗氧化作用的维生素 A、维生素 C、维生素 E、硒、锌等。

许多病友们在患癌后，最常出现的疑问是"为什么是我？"其实癌细胞在每个人的体内皆存在着，只是因个人的因素，如生活作息不规律、营养不均衡或是生活压力大等，引发了癌症。而生病后必须在生活及饮食上做出调整，如改变不良的生活习惯，建立正确的饮食观念和习惯，摄取足够的营养素，就能提高治病的成功率。其他因素，如成为一位会与医生合作的病人，接受正规医院治疗，对接受的治疗具有信心，以正面积极的态度来面对癌症，保持愉快的心情及适度运动等，皆能提升个人的免疫力及提高治疗的成功率。而家人对患者的协助、支持、鼓励，也是一大促进因子，本书也特别提到家属要如何来协助患者调节心情、改善饮食。

我由衷希望本书能带给读者更多观念上的改变，我们常说思想是行为的指针，唯有建立正确的新观念，才能促成正确的行为产生。而本书不仅是癌症化疗期及恢复间患者的饮食指南，也是适合全家人的健康食谱。

本人很高兴有机会与张教授共同合作编写本书，也深深感谢刘羽芬、林喜碧、蔡爱慧等的协助。另感谢提供生机饮食指导的李秋萍老师及活水源的伙伴在食材准备上的协助。最后感谢不断给予协助、支持、鼓励的我的先生及女儿、女婿，在大家的帮助下我才能完成自己的愿望。

希望借由本书传达出健康饮食的抗癌观念，让更多人能吃对食物，远离癌症，也帮助更多的病友，陪伴他们勇敢抗癌。

柳秀乖

目录
CONTENTS

PART 4 癌症饮食生活 Q&A

食谱应用目录

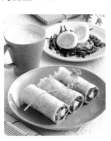

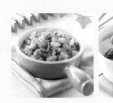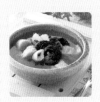

编按：【晚餐篇】食谱规划以主食、副食（肉、鱼、蛋、蔬菜）为主，最好每餐配一汤。每组套餐内同属性食谱可自由替换，会更有变化如主食替换、副食类替换、汤类替换。其中有数几套未搭配主食，病友可自己添加主食（米、饭、粥皆可），以2份主食为主，热量约180千卡。除可按总目录第1套、第2套……顺序，亦可按季节选择当令蔬果，经济美味，变换饮食。

晚餐篇

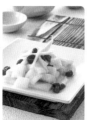 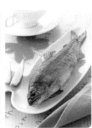 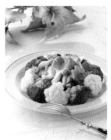 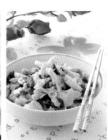

点心&保健茶篇

编按：【点心＆保健茶篇】点心类食谱如汤、粥、果冻类，可用于两餐间热量的补充，亦可改善化疗所造成的无法正常饮食。保健茶大多为中药材成分，化疗期间能为病友补充水分，还能帮助改善一些症状，尤其是口腔溃疡、疼痛、恶心、呕吐、食欲不振、疲倦等，饮用次数原则上每天2～3次，勿过量。

【本书使用说明】

一般超市及生机饮食店皆可取得食材

本书使用的食材一般超市皆可购得，但有些可能需要到生机饮食店才能购买，如梅子汁、三宝粉、全麦酥、麦麸、葛根粉等。本书所提供的抗癌食材，均以方便取得为优先考虑因素。

本书所使用的烹调计算单位说明

若癌症病友家中备有厨房秤（2~3千克即可），测量会更加方便。

- 电饭锅一杯水 ≈ 140 毫升（可用量米杯计算）

- 煲汤一碗水 ≈ 200 毫升

- 调味料如酱油、酱汁 1 大匙＝ 15 毫升或 15 克；1 小匙＝ 5 毫升或 5 克

- 中药材 1 钱 ≈ 3.5 克；3 钱 ≈ 10 克

食谱食材分量以一人份为主

书中食谱中食材分量以一人份为主，若想全家共同享用，直接乘上人数计算即可，有些点心、保健茶可多备些冷藏于冰箱，食用时再加热，可减少烹调的烦恼。

实用的营养分析及食材功效说明

每份食谱上皆标示所含营养素，皆以克为单位（食品成分计算依据台湾卫生管理部门的食物成分表），可作为每日热量计算及三大营养素（蛋白质、碳水化合物、脂肪）搭配的参考。

"食材营养分析"小专栏，列出食谱中食材的抗癌功效及成分分析。读者可根据专栏中的叮咛，了解或变换食材。

正确烹调才能发挥食材完整功效

"健康烹调"小专栏，提醒烹调时应注意：

- 烹调方法的选择及注意事项。

- 食材特殊处理，食材的特点，如何选择食材及代替的食材。

- 此道菜适用的状况及病况。

- 特殊功效及食谱特点。

- 食用的禁忌及建议，如季节性食谱及全家人适用状况。

早餐食谱可分中、西式两类

早餐	主食（粥、面包、馒头），副食（蛋、牛奶、豆浆、蔬果）类可交替搭配	中式早餐	西式早餐
		第1套、第2套、第3套、第6套	第4套、第5套

午、晚餐食谱依季节性蔬果区分

午餐	以主食、副食（肉、鱼、蛋、蔬菜）为主，最好每餐配一汤 每组套餐内同属性食谱可自由替换，会更有变化如汤类替换、主食替换、副食类替换	春夏套餐	秋冬套餐
		第1套、第3套、第5套	第2套、第4套、第6套

晚餐	以主食、副食（肉、鱼、蛋、蔬菜）为主，最好每餐配一汤 其中有几组未搭配主食，病友可自己添加主食（米、饭、粥皆可），以2份主食为主，热量约180千卡 每组套餐内同属性食谱可自由替换，会更有变化，如汤类替换、主食替换、副食类替换	春夏套餐	秋冬套餐
		第1套、第3套、第5套 （此三套餐未配有主食，可另加主食2份，晚餐可有650～670千卡热量）	第2套、第4套、第6套 （第6套餐未配有主食，可另加主食2份，晚餐可有650～670千卡热量）

补充热量的点心及保健茶食谱

点心类食谱如汤、粥、果冻等，可用于两餐间热量的补充，亦可改善化疗所造成的无法正常饮食。

保健茶大多为中药材成分，化疗期间能为病友补充水分，还能帮助改善一些症状，尤其是口腔溃疡、疼痛、恶心、呕吐、食欲不振、疲倦等，饮用次数原则上每天 2 ～ 3 次，勿过量。

特别收录病友常见问题

收录中国台湾乳腺癌防治基金会所举办的各式病友聚会或讲座中所收集到的病友们常见问题与解答，和所有读者的分享并从中得到的解惑。

特别收录食物分量参考表

本书附录列有食物分量参考表，如谷薯类分量、肉蛋类分量、蔬菜类分量、水果类分量、乳类分量等，可作为病友变换食谱设计时的参考。

【本书特色】

以均衡营养摄取为主

多样化食材，每天至少摄入 25 种食材，依据《中国居民膳食指南》每日饮食建议量来摄取奶、蛋、肉、豆、蔬菜、水果、油脂。

提供抗癌食材及中药材的日常运用

优先选用减轻化疗不良反应、有效抗癌，增进抵抗力的食材及营养素，如缓解呕吐、食欲不振、提升红细胞数目的食材。

选用对防癌、抗癌有帮助的中药材来搭配食物，作为体质调理、改善肠胃功能及缓解化疗的不良反应，可作为辅助性的治疗。

选用植物性食材以 7 色饮食为主

广泛利用红、黄、绿、白、黑、褐色、紫色各色食物，以天然植物所含的植物化学物来制作饮食，作为抗癌、防癌的最佳来源，以促进身体组织的复原，恢复身体功能，提升免疫力。蔬果食材应多部位利用，如根、茎、叶、瓜果、种子皆为食物来源。

采取健康烹调，不加重病友负担

采用健康的烹调方法，如少油、少盐、少糖，多用水煮、清蒸，不用油炸、煎炸方式，符合现代人简单烹调的生活方式，又符合健康原则。

保持食物的原味，最好的食物即是最自然的食物，以有机栽培食物为主，可吃出食物的美味，调味料以自然食材来调配，如柠檬、百香果（西番莲）、香椿、葱、姜。

化疗期间以熟食食物为主

考虑化疗期间免疫力下降，经口入体内的食物避免增加感染，必须以熟食为主，待身体状况转好进入恢复期，可采用生食、凉拌等方式，来增加摄取食物所含的营养素，以促进身体新陈代谢，提升免疫力。

配合季节调整的三餐抗癌食谱

在三餐（早、中、晚）的食谱设计上各有套餐搭配，且配合季节调整，如夏令蔬果的空心菜、丝瓜；冬令蔬果的萝卜、大白菜。病友可依自己的食欲及热量需求而选用食谱，以达到基本的每日热量需求来增加体力，防止体重下降。每道食谱上都标示有热量和主要营养素，包含蛋白质、碳水化合物、脂肪。

提供增加热量及食欲的点心和保健茶食谱

点心类食谱每份所含热量不同，为 100 ~ 300 千卡，可作为三餐以外的热量补充。

保健茶以补充每日水分量及改善化疗不适症状为辅，可增进水分摄取，促进食欲，改善抵抗力，补充抗癌体力。

介绍生机饮食及常见使用误区

让读者认识生机饮食不仅只是生食，也可以熟食烹调食物，包含奶、蛋、肉类、五谷、蔬果。有机产品可提供均衡的营养及安全的食物来源。

生机饮食不只是抗癌饮食，也是一种健康的防癌饮食观，使我们的身体得到最需要的营养素，还能减少环境污染，是值得我们尝试的健康饮食方法。

全家人可一同实行的抗癌保健食谱

本书提供癌症治疗方面的知识，是病友及家属的抗癌指南，让全家人面对癌症时，都能有正确的观念、营养的食物及满满的信心与力量。

本书不仅是癌症化疗者的饮食手册，书中所介绍的食谱亦可作为一般人的防癌保健参考，是全家人皆可食用的健康食谱。

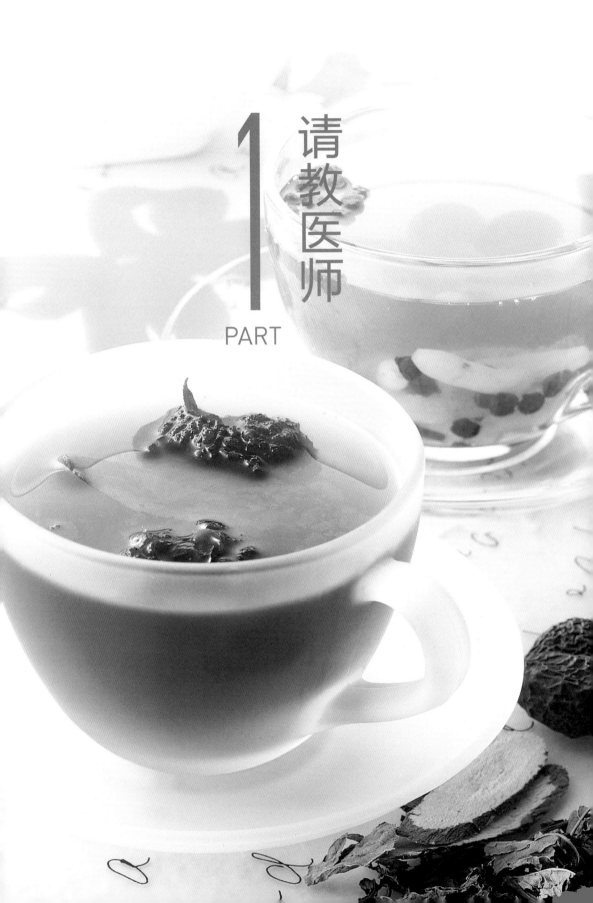

1

PART

请教医师

21 世纪初，癌症已成为人类健康的三大"杀手"之一。唯有了解癌症，并积极预防及检查，才能真正远离它。

目前有些癌症已可控制，在急性发病期接受正规的医疗如手术、化疗、放疗等，在恢复期注意营养均衡摄取，增加身体的自愈力，并维持愉快的心情及治愈的信心，与医生充分合作，必能与癌细胞和平相处，甚至战胜病魔。

认识癌症

癌症已经成为严重威胁人类健康的主要公共卫生问题之一。根据统计数据显示，恶性肿瘤死亡占居民全部死因的 23.91%。

什么是癌

一般人提到癌症，是根据患癌的器官分类，如肺癌、肝癌、胃癌、乳腺癌、大肠癌等。其实除了器官分类，癌症也可用病变的组织简单分成四大类：

- 癌：由上皮细胞构成的恶性肿瘤，大部分癌症（80% ~ 90%）都属此类。
- 肉瘤：由骨骼、软骨、肌肉、结缔组织或血管生出的恶性肿瘤，比较少见，但恶性度极高。
- 白血病和淋巴瘤：出现于血液和淋巴系统，白血病是分散游离的细胞，淋巴瘤则在淋巴系统形成肿瘤组织。
- 其他：包括多发性骨髓瘤、黑色素瘤、各种脑及神经组织瘤等。

任何一种恶性肿瘤，均由正常细胞因内在或外在因素影响发展成的，癌细胞具有下列特性：

- 正常细胞有正常凋亡机制，但癌细胞没有。
- 癌细胞缺少正常指令也能生长。
- 癌细胞不理会周围正常细胞发出的停止生长指令。
- 癌细胞可逃避内在的自我毁灭机制。
- 癌细胞有分泌血管生长因子建构新生血管的能力，使癌肿增大。
- 癌细胞具有侵袭邻近组织及转移至其他器官的能力。

全癌症年龄标准化率的成长趋势（1992−2001年）

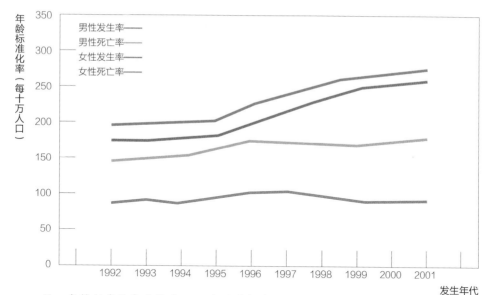

注：年龄标准化率系使用 2000 年世界标准人口为世界标准人口

时间（年）	1992	1993	1994	1995	1996	1997	1998	1999	2000	2001
男性发生率	195.53	197.83	200.42	204.47	228.93	242.73	264.08	274.18	273.8	278.02
男性死亡率	147.05	149.93	155.83	166.21	175.58	175.93	171.73	170.11	175.86	178.18
女性发生率	172.36	170.9	171.49	174.39	201.11	217.82	235.26	244.16	241.44	243.41
女性死亡率	89.17	93.3	91.14	99.87	104.75	105.41	102.35	100.21	101.46	102.31

为什么会得"癌"

真正致癌的原因，到目前为止还未完全了解，但经科学家数十年的研究，发现导致癌症发生的因素可能与下列因素有关：

• 化学物质：化学物质能致癌，早在 200 年前就已经证实，英国医生发现烟囱工人中罹患阴囊癌的人群比例特别高，后来发现尘垢里的一种成分属于致癌物。1915 年日本东京大学，山极博士用煤炭焦油涂在兔子耳朵引发皮肤癌。化学致癌物种类繁多，日常生活中杀虫剂和农业用品常有致癌可能。这些化学致癌物进入体内经过代谢或生物转化后能引起致癌作用。

• 病毒：1909 年，美国洛克菲勒研究所的罗斯博士发现滤过性病毒能引发鸡的恶性肿瘤，病毒致癌的理论逐渐被重视。目前证实的有 EB 病毒与淋巴瘤、鼻咽癌有关，人类乳头瘤病毒在宫颈癌形成过程中扮着演重要角色，乙型与丙型肝炎病毒与肝癌相关。

• 放射线物质：放射作用可致癌已被证实，最明显的例子是第二次世界大战末，美国在日本长崎、广岛投下两颗原子弹，其后幸存者罹患白血病的人激增，现在很多研究证实辐射剂量达到一定程度能增加白血病、乳腺癌、甲状腺癌、肺癌、多发性骨髓瘤及淋巴瘤的发生率。

• 遗传基因：一般癌症大多数是属于偶发的，只有一成左右属于遗传。虽遗传性癌症所占比例不高，但越来越多的肿瘤流行病学调查数据显示，有些癌症有遗传倾向的。如家中有人得了癌症，其家庭成员患癌概率会比别的家族高，且遗传基因在癌症形成过程中仍具有举足轻重的地位。

总之，随着分子生物学的进步，我们对于肿瘤生物学探讨有关肿瘤的致癌基因、抑癌基因、"守门"基因、肿瘤的特殊抗原、特殊生长因子受体、肿瘤血管新生相关因子、癌细胞特殊信息传递的各类分子、癌细胞内细胞周期和细胞凋亡的调控分子都有了更深入的了解，癌症已不那么可怕。

癌的成长

其实每个细胞，不论是正常的或是癌变的，都要经过分裂增生。1 个成熟细胞经过 DNA 复制后，分裂成为 2 个遗传上完全相同的子细胞。后者随着成长而做好准备分裂，这样便完成一个细胞循环。

肿瘤的形成便是恶性细胞经过多次的倍数递增，由 1 个细胞变成 2 个，由 2 个变成 4 个，由 4 个变成 8 个……如此增长，经过 20 次的倍数递增，肿瘤已拥有约 100 万个恶性细胞，但此时人们还难以察觉它的存在；经过 30 次分裂后，细胞数目升至 10 亿，肿瘤直径约有 1 厘米，现在医学检查已可以检查出来；经过 40 次分裂后，细胞数目升至约 1 兆，其重量约有 0.9 千克。依照专家的估计，恶性细胞经过 41 ~ 43 次倍数递增后，患者预后不佳，可有生命危险。

恶性细胞的分裂除了以倍数递增外，还会侵蚀邻近器官和组织，因此癌肿的生长速率与下列几个因素有关：

• 细胞倍数递增率。

• 细胞的侵蚀能力。

• 细胞死亡率。

• 恶性细胞转移。

不同癌细胞有不同的生长速度。快速的倍数递增率可短至 1 ~ 4 个星期，缓慢的可长达 2 ~ 6 个月。因此，每当癌肿被发觉时，恶性细胞已经存在人体内很长时间，也有 30 次以上的倍数递增。目前，一般肿瘤到了 0.5 厘米直径大小时，才可能被 X 光摄影、计算机扫描、磁共振或正子断层扫描等检查方法检查出来。

很多人以为良性肿瘤是无害的，但有一些情况，如当良性肿瘤生长在脑部等重要器官时，亦可造成死亡。小部分的良性肿瘤会慢慢成为恶性肿瘤或影响器官功能，令患者不适，这时便需要手术切除。所有恶性肿瘤都需要接受治疗，若延迟治疗，对生存率和预后都会有严重的影响。

良性肿瘤和恶性肿瘤的区别

鉴别内容	良性肿瘤	恶性肿瘤
侵略性	一般是非侵略性的	具侵略性，可侵略邻近的组织
生长速度	生长较慢	生长速度可以极快、快或慢
转移	不会转移	会转移，可以由血液或淋巴系统转移到身体其他器官
细胞分化程度	高分化度，肿瘤细胞的特征接近正常细胞	低分化度，恶性细胞和正常细胞有很大分别
发展过程	可以慢慢发展，或者处于静止状态，甚至退化	不断渐进发展
复发	手术切除后，复发率很低	复发率高，因为癌细胞可以有微小的转移，在治疗时不容易发现
手术	只有小部分不能用手术切除的肿瘤，可能致命	一般不经医治的恶性肿瘤，都会致命
病程	长	短
脏器功能	一般不受影响	受影响

癌症会复发和转移吗

癌症复发可能发生在肿瘤原有的部位，如皮肤癌或乳腺癌，手术后不久在原来的位置再次长出另一个肿瘤，组织性质完全一样，这便是原位复发。

原位复发主要复发原因是手术未能彻底消除所有癌细胞，假以时日它们又成长起来。同样，有些肿瘤经过放疗或化疗后，表面上好像消失了（如X光照片上的阴影不见了），但一年半载后，那可怕的肿瘤阴影再次出现，皆因治疗没有完全消灭癌细胞。

另一种癌症复发是区域性的，意味着原发性肿瘤在接受治疗时，早已转移一些癌细胞到邻近组织或附近的淋巴结，乳腺癌便是一个常见的例子，肿瘤割掉后，不久腋窝的淋巴结再次复发而且肿大。

还有一种叫转移性癌症复发，这是由于原发性肿瘤的癌细胞早已转移到远方，潜伏了一段时期，然后慢慢成长起来。

癌症如何分期

肿瘤分期的方法很多，最常用的是临床分期和 TNM 分期系统。前者多用于临床诊治，后者便于统计和追踪及治疗参考，二者经常同时采用。

- 癌症第一期：肿瘤局限一处，没有扩散迹象。
- 癌症第二期：肿瘤已扩散到邻近淋巴结，但没有波及其他器官或组织。
- 癌症第三期：肿瘤除了扩散到邻近淋巴结外，并波及附近器官或组织。
- 癌症第四期：肿瘤已扩散到身体其他部位。

第一、二期属早期，治疗后痊愈概率高；第三、四期属晚期，不论采取任何治疗方式，存活率较差。

现在被应用的 TNM 分期系统是用英文字母代表符号，T：肿瘤（Tumor），N：淋巴结（Lymph node），M：转移或扩散（Metastasis）。每个英文字母后的数字，显示各项目的情况。举例来说，乳腺癌患者的记录写上 T2N1M0，即代表肿瘤直径大于 2 厘米且小于 5 厘米，邻近淋巴结有癌细胞存在，但无远处器官的扩散，属癌症第二期。

凭此系统，世界各国的医疗机构可依同一条件进行癌症预后评估，依期别不同，有不同的预后及 5 年存活率，乳腺癌第一期的 5 年存活率高达 90%。

癌症会传染吗

很多人都知道癌症本身不会传染，所以不用与癌症患者隔离。不过，有些癌症是由病毒、细菌引起，这些病原体可经人与人之间传播。例如 80% ~ 90% 的肝癌和乙型或丙型肝炎病毒有关，宫颈癌几乎是由人类乳头瘤病毒引起的。部分淋巴瘤、白血病和肉瘤也和病毒感染有密切的关系。

这些病毒入侵人体后，会在受感染的细胞中繁殖，把部分遗传基因插入受感染细胞的染色体中，令其变成恶性细胞。除了病毒，部分细菌也可能和癌症有关。例如引起胃溃疡的幽门螺杆菌会增加罹患胃癌的机会。

这些致癌的病毒和细菌的传染途径各有不同，有些可能是经血液、体液或母婴传播，有的传染途径不详。如幽门螺杆菌，全世界有 2/3 人口带有这种细菌，可能是由进食或饮用受污染的水而感染，暂无有效的预防方法。

当然感染了这些病毒和细菌也不一定患上癌症。事实上，只有很少部分带有这些病原体的人会患上癌症，但也有一些癌症患者在没有感染这些病原体的情况下发病，再次证明癌症是复杂的、由多种因素引起的疾病。科学家正研究病原体与癌症之间的关系，研制疫苗来预防癌症的发生。

若你发现自己患的癌症是由病毒引起的，应该请教医生，了解一下怎样可以控制或定期监测病毒感染对健康的影响。若你是带菌者，虽然暂未发病，也不表示你很安全，应做定期健康检查，减少患癌机会，同时注重个人卫生，以防病菌传给他人。

癌症本身无传染性，但一些和癌症有关的病毒有传染性，这些病毒可以存在于健康、无症状的人体内。所以，防止病毒传染，预防癌症，人人有责。

癌症可以预防吗

某种程度来说，癌症是可以预防的，例如均衡营养、多吃蔬果、不吸烟、避免吃发霉的食物或接触致癌物、注射疫苗、避免在阳光下曝晒等。有小部分的癌症（如宫颈癌），可在定期健康检查中发现癌前病变，及早治疗而防止癌症发生。但大部分癌症都较难发现癌前病变，健康检查只能发现早期癌症，增加治愈的机会，但无预防效果。

很多情况是防不胜防的，例如某些人的基因有患癌倾向，或他们的工作环境需接触一些已知或未知的致癌物，居住地有辐射、环境污染、食物污染等。所以预防癌症不只是个人问题，也是社会问题。

预防癌症应从小开始。一般情况下，癌症有很长的潜伏期。有证据显示，小时候接触过量致癌物的人，会增加中年患癌机会。例如小时候吃咸鱼等腌渍食品，成年后更易罹患鼻咽癌；曾接触过量辐射或杀虫药等致癌物，也会增加日后患癌的危险。

世界卫生组织有个非常著名的关于癌症的"3 个 1/3"的论断，他们认为目前全世界所有癌症患者中，有 1/3 的患者完全可以预防而根本不会发生，另 1/3 的患者完全可以早期发现而达到根治，还有 1/3 的患者可以利用现有的医疗技术使他们减轻痛苦，延长寿命。所以整体而言癌症并不可怕。

目前防癌工作大致可分为两个层次：第一防线，是不要让癌肿长出来；第二防线，是指癌细胞已经在人体内存在，但患者尚未发现，医生需借助检查才能早日发现，以达到早诊治的目的。这也正是大家共同追求的目标：癌症筛查、早期发现和早期治疗。

癌症的治疗方法和不良反应

现今癌症的治疗方法仍以手术、放射治疗及化学治疗为主，辅助方法有分子治疗、免疫治疗及光动力治疗等。其中分子治疗近十年进展最大，已有多种药物上市，用于淋巴瘤、乳腺癌、肺癌及大肠癌等。免疫疗法的进展较慢，目前主要用于肾细胞癌及黑色素瘤。这些治疗各有其使用的适应证，也有其不良反应。

依症状及目的选择治疗方法

手术主要用于未转移的患者，以治愈为首要目标，手术的不良反应主要取决于切除的器官种类、范围以及术中危险性。

放射治疗主要是针对局部治疗，目前主要使用的仪器是直线加速器，利用其产生的放射线治疗肿瘤，其依功用分为治愈性、缓解性及辅助性，例如对鼻咽癌来说，放射治疗是最重要的治疗。对于初期病友单用放射治疗就有很高的治愈率，此为治愈性放射治疗；缓解性放射治疗主要是针对骨或脑转移的病友，用以减缓症状为主；辅助性放射治疗主要用于乳腺癌和直肠癌，一般是在手术之后，用来减少局部复发。放射治疗的不良反应也是局部为主，例如鼻咽癌放射治疗易造成口腔黏膜受损、颈部组织纤维化等不良反应。

化学治疗主要是将化疗药物经口服或血管输注至全身，其依功用分为治愈性、辅助性及缓解性。对于化学治疗最敏感是白血病及淋巴瘤，因此化学治疗为其主要治疗。单用化学治疗就有机会治愈，此为治愈性化疗；对于乳腺癌和大肠癌，常在手术后给予化学治疗降低复发率，此为辅助性化疗；对于已经转移至肝脏、骨等的病友，此时进行化学治疗称为缓解性化疗，其目的主要是要延长病患的存活期及改善生活质量。化学治疗的不良反应主要为全身性的，因为化疗药物的种类繁多，不良反应也不同，以呕吐及骨髓抑制造成的免疫力下降最为常见。

分子治疗主要分为单株抗体及小分子两种，单株抗体主要由血管输注至全身，而小分子药物主要以口服为主。分子治疗与传统化学治疗最主要的差别在于，传统化学治疗类似玉石俱焚，而分子治疗主要针对肿瘤细胞特有的分子或生长途径进行抑制，对于正常细胞则无作用。因此分子治疗的不良反应一般是很小的。有些分子治疗单独使用，如艾瑞沙治疗肺癌，大多数分子治疗是合并化学治疗以增强后者治疗的效果。

影响产生不良反应的可能因素

癌症治疗常带来许多不可避免的不良反应，尤其是化学治疗和放射治疗，会给患者带来很大的恐惧感。传统的化学治疗虽然可以破坏癌细胞，但在治疗时，通常也会破坏健康的细胞及组织，因此常会引起身体不舒服等不良反应。另外，放射治疗也常带来局部的不良反应。许多病友因为不良反应而做了癌症治疗的逃兵，甚至有些病友只是听说化疗的可怕，就选择放弃治疗。

其实化学治疗的不良反应会因许多因素而不同，其中不同药品以及患者的身体状况是影响最大的。

就使用的处方而言，若病友可以充分与医师沟通，医师会因病友的身体状况及病情考虑决定是否给予化学治疗。在决定化疗后，也会依据病友的状况设计最适当的处方及剂量，例如对年纪大或原本就有慢性病的病友，有许多处方的不良反应是很少的，甚至孕妇接受某些化学治疗对于胎儿的影响也是很少的。

就病友身体状况而言，若病友年纪较轻或体能状况较好，自然不良反应较少，因此病友的营养状态也是很重要的，若病友的身体能有足够的营养及体力对抗癌症，可减少不良反应。若是疾病初期，化疗的并发症较少，以乳腺癌病友为例，对于癌细胞尚未转移的病友，一般医师于手术后会给予较高强度的化疗作为辅助性治疗，以期将复发或转移的概率降至最低，至于已经转移的病友，则倾向给予较低强度的化疗，以维持患者的生活质量，但转移的病友并发症发生率较高。

化学治疗常见的不良反应

由于癌细胞分裂快速，化学药物即是针对这种特性发展而来，所以对身体内正常分裂快的细胞（如骨髓造血细胞、肠胃道黏膜细胞、生殖细胞及毛发滤泡细胞）也会有影响。化学治疗常见的不良反应分为血液方面、消化系统、生殖系统、毛发及其他。

血液方面，因为化疗会抑制骨髓造血细胞，会导致白细胞数量下降，进而造成抵抗力下降，病友容易发生感染；红细胞数量下降会造成贫血；血小板数目下降则会造成出血不易凝固。

消化系统，不良反应包括口腔黏膜受损、恶心、呕吐、腹泻、便秘等症状。

有的抗癌药物可能影响生殖能力，如使女性的月经周期变得不规则或停止，也可能会有更年期症状如停经、潮热、阴道干燥等，男性可能会停止制造精子，这些改变有可能是永久性的，因此男性可选择将精子冷冻保存。由于药物、剂量及患者年龄的不同，有些男性及女性日后仍可能无法生育。

毛发部分，主要是造成掉发，会对病友的心理产生打击。

其他的不良反应包括皮肤颜色改变、周围神经障碍、心脏功能受损、肺功能改变、血尿、血管不适等。

化学药物治疗所产生的不良反应及严重程度，一定程度上会因人而异，但在治疗前多了解可能产生的不良反应及症状，加强认知对治疗时的心理调适较有帮助。事实上，大部分的不良反应都是暂时性的，例如化疗开始 1 ~ 2 周，头发会开始脱落，只要治疗停止，大部分的头发都会再长出来。因此在化疗过程中可考虑使用假发或头巾。又如白细胞低下，大多发生于化疗后 7 ~ 10 天，对于某些较强的处方使用预放性白细胞生长激素，可有效降低感染的风险。当出现任何不良反应时，应向医生反映，其实这些不适大多可以通过相关处理而减轻。

放射治疗常见的不良反应

放疗不良反应的严重程度，主要是依身体接受治疗的部位及治疗剂量而定。例如照射乳房，皮肤会变红、变干，出现压痛感和瘙痒，治疗接近结束时，皮肤或许会潮湿、起水疱，此时应尽可能避免覆盖及暴露于空气，避免穿引起摩擦的胸罩或衣服，最好穿宽松的棉质衣服。未经医师指示，应避免涂抹任何乳液或乳霜。

照射头颈部主要会造成喉咙干燥疼痛、吞咽困难及食欲减退，此时可服用医师开的饮食处方或使用流质饮食，以减轻症状。如头部接受放射线治疗可能会出现头痛、疲倦、恶心及呕吐、脱发，或在记忆和思考过程产生问题，但治疗过后大部分的不良反应会慢慢消失。

整体来说，放疗的急性不良反应较轻且多为局部性的，因此病友不用太过担心。

当亲人抗癌治疗时，该怎样协助照护及抚慰

癌症治疗是一种长期抗战，不论是手术后接受化学治疗或放射治疗或激素治疗，都需花费一段时间（少则半年多则数年），在这段艰苦的抗癌日子里，家人的陪伴、支持、鼓励以及病友面对癌症的乐观与坚强，此二者往往是相互影响的，也关系到治疗的预后。

家人的支持非常重要

家庭成员患癌，其他成员的生活皆会受到影响，而要做好抗癌工作，家人必须比病友更坚强，对治疗的期望始终要抱持坚定信心，家人的乐观态度也会影响病友接受治疗的意愿。病友及家人必须将对抗癌症当成一个重要的问题来处理，病友需要放下身旁事物（工作、家庭角色），全心全意接受治疗，有决心、信心，积极地对抗癌症。

在这个过程中相信病友绝对是最辛苦的，家人尽量体会他的心情，理解他的惶恐，并陪伴身旁给予关怀，有了家人的全心全力支持，才能坚定病友抗癌的决心，激起求生的意志，勇敢面对治疗，保持乐观与希望。

需提供身心的照护

癌症病友在接受治疗期间会面对许多心理问题，必须由家人来协助共同处理，而家人也扮演着多种角色。

身为癌症患者的家人要了解病友的担忧，并鼓励其说出来、寻找外援，协助收集相关的医学信息及治疗预后，可与陪伴病友共同阅读，增加病友对身体变化的了解，缓解紧张情绪，增强抵抗力。鼓励病友复诊时与医师讨论病情，增进其抗癌信心，使癌症的治疗事半功倍。并且在病友情绪低落时要扶持他，用同理心去倾听，鼓励病友说出内心的担忧，才不会压抑于内心，造成更大的精神压力。

家人也应将病友在接受治疗时身体所发生的反应，如发热、出血、口腔溃疡、体重下降、营养摄取、睡眠、排泄、药物过敏情形及其他异常状况——记录下来，内容包含时间、次数、

严重程度等，如果病友自己能做记录是最好的，家人可协助提醒，在复诊时陪伴病友，并将记录整理摘要带给医师评估以作为下次治疗的参考。

家人可协助病友参加病友支持团体并陪伴支持，参与病友团体小组讨论，病友相聚时可将内心的疑问、难过说出来，敞开心扉、纾解压力，改善病友的心理状态，加速身体复原。

当病友对治疗存有负面情绪时，会阻碍身体良好的响应能力。当病友将治疗视为好朋友或是必经过程，才会对治疗效果存有希望。家人可以陪伴病友做放松运动，想象治疗的最后结果是"癌细胞缩小了，渐渐消失了"，自己会有极好的感觉。

协助病友恢复体力

患者在每阶段的化学治疗期，尤其是回家后 2 ～ 3 天会有严重体力不支、疲倦、发热、食欲不振现象，需要充分休息，此时也最需要他人的照顾。家人在此时要扮演照顾者的角色，协助病友进食，补充大量水分以排出化学药物，防止再度感染，也要协助病友做适度的运动。家人需要协助的日常活动有以下几项：

- 协助补充水分：治疗期每日需摄取足够的水分（2000 ～ 2500 毫升），可分数次饮用，每次约 200 毫升，小口饮用，也可用汤汁替代水分。最佳饮水时间是早上起床喝 1 ～ 2 杯水，早上 10 点补充 1 次，下午 3 点补充 1 次，每日三餐饭前 1 小时喝水，睡前再饮水 1 次，每次饮用 200 毫升。

- 准备易消化的清淡食物：家人协助准备易消化的清淡食物以补充病友体力，帮助病友体力恢复，提升免疫力。

- 准备安全舒适的环境，防止病友受感染：家人协助室内空气流通，应开窗透气或用空气净化器；病友本身宜戴上口罩保护自己，家人也要提醒病友尽量减少访客的接触，以避免感染源；家中若有人发生感冒，也应戴上口罩，远离病友。

- 协助病友做适度运动：为了增进食欲、防止卧床太久造成血液循环不良，家人可协助病友活动，如在室内每日 1 ～ 2 次、每次 10 ～ 15 分钟的走动，可视病友身体状况来增加走动时间及次数，也可进行适当的户外活动。

- 协助休息与睡眠：家人要安排安静的环境，鼓励病友多休息，除了夜间睡眠外，白天也要增加卧床休息时间，让身体快速恢复。并借助深呼吸、松弛运动、催眠音乐来帮助入眠。

- 注意口腔清洁：化疗期病友处于抵抗力最弱状态，必须防止感染以免引起并发症。"病从口入"，口腔的清洁非常重要，提醒病友进食后一定要漱口，可减少口腔溃疡的发生，并减少炎症。

- 注意身体的清洁：当病友无法自行沐浴清洁时，家人要从旁协助，尤其是发热、出汗后，更需保持皮肤的清洁干燥，衣服选用棉质透气质料为佳。

家人在此段时间负责陪伴照顾病友，也担忧病情及病友的身心反应，自己的心理压力非常大，但家人的焦虑不安会传递给病友，因此当有需要时，家人也可寻求心理咨询，由专业人士来协助。唯有保持乐观的态度、积极的心情，才能帮助病人早日恢复健康。

"生命中的每一道难题，都包含着一份礼物。"也许这是上天的美意，让早已忘记生活的我们，重新思考生命中真正值得重视的课题，引导我们再次学习生命的意义，珍惜每一天。

PART 2 请教营养师

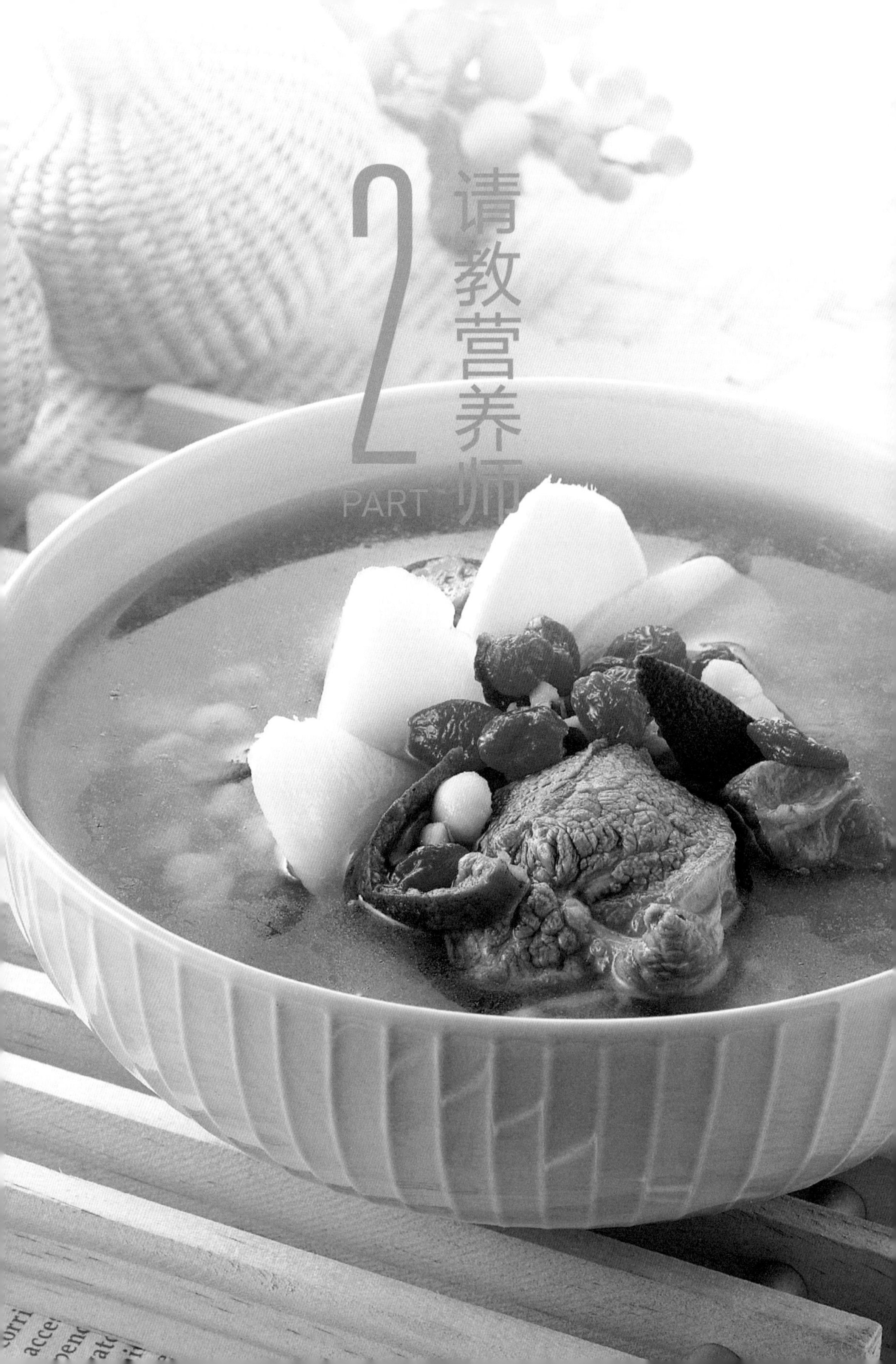

化疗期及恢复期要吃些什么？要怎么吃？出现食欲不振、口味改变等不良反应时，该怎么调整？

本篇解答病友及家人照护的所有疑惑，面对饮食选择不再困扰，培养正确的饮食观念，充分吸收食材营养。

有益化疗的抗癌食物有哪些？

化疗饮食中，多摄取有益抗癌的食物，可缓解病情、增强免疫力、提高化疗效果。

化疗期间该怎么吃才正确？

接受化疗的病友，不仅要吃好，营养摄取甚至要比一般人更多，最好采取高热量、高蛋白质的饮食，才能补充体力，继续接受治疗。

化疗引发不适症状该怎么调整饮食？

化疗时引发食欲不振、恶心呕吐等不良反应时，在饮食照顾上需逐一调整，让病友获得更充足的营养与体力。

除了饮食调整外，也需注意病友的情绪、环境及口味变化，来调整食谱搭配，提升病友的食欲。

有益化疗的抗癌食物有哪些

许多食物中含有的营养素、植物化学物皆可抑制肿瘤生长、扩散及转移，也可提供热量、增进体力、增强免疫。在化疗饮食当中，多摄取有益抗癌的食物，可缓解病情、增强免疫力，对化疗效果更有帮助。本书食谱也选用一些有益抗癌的食物，以改善病友身体状况，协助对抗化疗所造成的不适。

含植物化学物成分的蔬果

植物化学物是非营养素化合物，无明确的建议摄取量。随着植物化学物研究的深入，其功能也被广泛认知，如减少心脏病、癌症、白内障等疾病。

植物化学物的功效

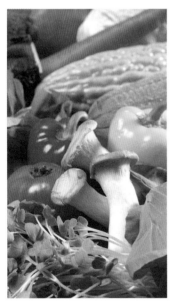

依据实验室及人体研究发现，植物化学物有如下功效：抗氧化、抗癌、抗炎、抗菌、降胆固醇、调节内分泌、刺激免疫系统、平衡肠内菌群。

植物化学物所具有的抗癌效果成为医学研究的热门话题，其抑制癌细胞生长的作用有：

• 提升人体免疫力：植物所含的多糖可增加自然杀伤细胞及 T 细胞，活化巨噬细胞产生干扰素，促进抗体产生及抑制癌细胞生长。菇类、黄芪、薏米等食材中多糖含量丰富。

注：自然杀伤细胞及 T 细胞为白细胞中的重要免疫成员，缺少时易形成癌症，二者具有攻击、防御外来异物及对抗、吞噬癌细胞的功能。

- 诱导癌细胞良性分化：使癌细胞由恶性转为良性，不再异常分裂。如大豆异黄酮、胡萝卜素、番茄红素等。

- 抑制癌血管新生：使癌细胞的血流营养供应停止，抑制癌细胞生长。大蒜、绿茶等含有此类植物化学物。

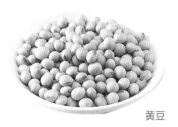

黄豆

- 促进细胞凋亡：使癌细胞死亡，抑制其生长。人参、大蒜、黄豆、绿茶等含有此类植物化学物。

- 抗氧化（抗自由基）：使人体正常细胞免受自由基的伤害，减少癌细胞形成。蔬果类、坚果类、绿茶等含有此类植物化学物。

- 抑制癌细胞的信号传递：癌细胞生长借由生长激素传递信号，抑制信号传递系统可推迟癌细胞的分裂、生长。富含叶酸的蔬果具有此功效，如菠菜、西蓝花、柑橘类、香蕉等。

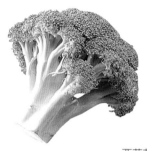

西蓝花

- 植物性雌激素的拮抗作用：具有减低雄性或雌性激素对细胞的作用，可抑制与激素相关癌细胞的生长如乳腺癌。黄豆、绿豆、四季豆等食材均含有此类植物化学物。

植物化学物及食物来源

	功效	食物来源
硫化物	如异硫氢酸盐、吲哚等，能刺激体内酶活化，阻断致癌物	十字花科蔬菜如西蓝花、甘蓝、芥菜、豆瓣菜、芜菁等；葱蒜类如大蒜、洋葱、大葱、韭菜等
蛋白酶抑制剂	能阻断癌细胞内蛋白酶入侵周围健康细胞，防止癌细胞转移	存在于红枣、全麦食物、燕麦、黄豆、扁豆等
异黄酮	可促进肠道菌群的平衡	大豆及其制品、苜蓿芽等异黄酮含量丰富
酚类化合物	具有抗氧化、抗癌、抗炎、抗血栓功效	普遍存在于蔬菜、水果、坚果中 类黄酮多存在于含花青素多的食材，如樱桃、茄子、覆盆子 含儿茶素较多的食材有绿茶、红茶、可可 含黄酮醇较多的食材有洋葱、莴笋、橄榄、圣女果、西蓝花

续表

	功效	食物来源
类胡萝卜素	具抗氧化作用，可清除自由基。可与维生素C共同作用，发挥更大的抗氧化功能。类胡萝卜素可转换为维生素A，维护免疫系统、增强皮肤健康、保护视力、预防癌细胞形成	对人体健康具有影响的类胡萝卜素有6类：α-胡萝卜素（如胡萝卜、南瓜、番茄、玉米、红椒）；β-胡萝卜素（如胡萝卜、红椒、红薯、南瓜、杏、桃、菊苣、菠菜、西芹、罗勒、木瓜）；番茄红素（如番茄、葡萄柚、西瓜、番石榴、杏）；叶黄素（如菠菜、猕猴桃、青豆、玉米、黄瓜）；隐黄素（如柿子、木瓜、橘子、芒果、百香果）；玉米黄素（如玉米、菠菜、橘子、甘蓝）
果寡糖类	进入肠道后被肠道菌分解发酵，可改善乳酸菌等有益菌在肠道内的活性，抑制有害菌的活动，减少致癌物的生长	芦笋、香蕉、韭菜、洋葱、玉米、全麦食物
植酸	可抑制结肠癌细胞活动，减少癌细胞扩散，强化免疫系统。植酸可与铁等矿物质结合，降低矿物质在肠道内的吸收量（铁过量会增加自由基生成）	植酸常见于种子、全谷及豆类纤维部位，如糠麸、黄豆、杏仁、全麦食物
皂苷	能刺激免疫系统及阻止癌细胞生长，具有抗癌作用，亦是抗氧化物	雪莲子、大豆、绿豆芽、燕麦、番茄、芦笋、苜蓿芽
叶绿素	会与致癌物质结合，阻止癌细胞生长，达到抗癌效果	猕猴桃、菠菜、韭菜、海藻类等
植物固醇	与胆固醇结构相似，在肠道内可减少胆固醇的吸收，降低胆固醇量。研究结果显示，植物固醇可阻止癌细胞在结肠、乳房、前列腺内的生长	坚果、谷物、豆类，如荞麦、芝麻、玉米、燕麦、大豆等
柠檬烯及柠檬苦素	阻止癌细胞生长，促使癌细胞自行毁灭	存在于柑橘类水果的果肉、果膜、果皮及果汁中，尤其是果皮白色部分含量最多

含儿茶素的茶叶

根据发酵程度不同可分为：不发酵的绿茶，味道清新、甘鲜，如龙井茶；半发酵的青茶类，甘醇带苦涩味，如乌龙茶；全发酵的红茶。

茶叶含多种维生素、矿物质及化学成分与抗癌防癌有关。茶叶中维生素 C、B 族维生素等含量丰富，并含微量元素氟、锰、锌、钼、硒、锗。

此外，茶叶所含茶多酚类物质，如儿茶素、芳香油化合物、茶碱等化学成分，均能有效抗癌防癌。

茶叶中，以绿茶所含的儿茶素最具抗癌功效，可抑制肿瘤细胞的生长，尤其是食管癌、胃癌和肠癌。此外儿茶素还有修补细胞损伤、抑制癌症发生的功效。而茶叶中的茶单宁，可阻断亚硝酸盐在胃中形成亚硝胺致癌物，因此吃完烧烤后喝点茶有保健功效。此外，茶叶所含的芳香油能刺激胃酸分泌，减少胃肠肿瘤发生。

如何正确喝茶

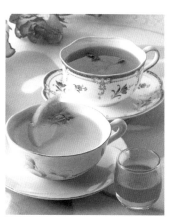

- 勿空腹饮用绿茶，以防伤胃。
- 可与中药材合并饮用，如本书所介绍的白术抗癌茶（P171）。青果乌龙茶，乌龙茶与青果（橄榄）加水同煎汁，有生津利咽、解毒抗癌的功效，可作为辅助性治疗饮料，特别是胃癌、食管癌、咽喉癌病友。
- 冲泡绿茶时茶叶要常更换，茶汤越浓越好，勿冲泡 3 次以上，否则儿茶素减少，会失去抗癌功效。
- 早茶可提神，午茶可消食胀，晚茶会影响夜间休息，故不建议晚上喝茶。
- 凉茶会伤胃，隔夜茶勿饮。

含多糖的菌类

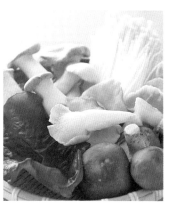

菇类的营养特色为富含水分和蛋白质，其中金针菇还含有丰富的膳食纤维。

木耳膳食纤维含量高，可降低胆固醇，清除肠内有害物质，保护肠道血管的健康。

菌类所含脂肪为不饱和脂肪酸，不会对心脏血管造成负担；菌类含多糖，能抗癌、降胆固醇，增强免疫功能；菌类含丰富的 B 族维生素和麦角固醇，其中以香菇的含量最高；菌类含丰富的矿物质，其中低钠、高钾是菇类特色，有益于高血压、心脏病、糖尿病、肾脏病患者；其还富含核酸，人体每天新陈代谢皆需核酸。

如何选择新鲜菌类

菇类含水分、蛋白质多，选择及采收的时间方法皆会影响其新鲜度。

• 眼睛看：新鲜菌伞颜色自然有光泽，轻压有扎实弹性感；菇体无受伤痕迹，存放越久伤痕越明显，菇质会变质；菌柄底部颜色应与菇体相似，无变深色现象，着色深则不新鲜。

• 鼻子嗅：新鲜的菌类无酸臭味。

• 动手摸：新鲜香菇、杏鲍菇、秀珍菇，挤压菌柄无水分渗出，放得越久水分挤出越多。

• 包装无有水汽：采用保鲜膜包装的，菇体放越久，水汽越多，若菇体颜色变深，则表示鲜度已失。

• 低温冷藏配送：超市有冷藏设备，可维持菇类新鲜度，传统菜市场的菌类新鲜度不易维持。

• 保有土壤：菇体表面带有土壤或保留根部木屑的，新鲜度更佳，可保存较久。

常见食用菇的成分及抗癌功效

菇类 介绍	成分	抗癌功效
香菇	含维生素D、香菇多糖、核糖、核酸	可增强T细胞吞噬的功能，核糖核酸可激发网状内皮系统，释放干扰素抑制癌细胞生长
金针菇	含精氨酸等、钾、金针多糖	• 含必需氨基酸，可修补组织细胞，制造抗体 • 研究证实，精氨酸可以抑制肿瘤 • 可提升免疫系统能力，发挥制癌机制，抑制肿瘤生长
蟹味菇	含硒、叶酸、多糖	• 叶酸为细胞分化或复制必需营养素，缺乏时易感受环境中的致癌原。叶酸充足可降低罹患直肠癌、宫颈癌。此外烹调太久叶酸会流失，因此烹煮时间要短 • 硒有助于抑制细胞氧化 • 有解毒作用，硒对镉、汞、砷、铅重金属能解毒，减少致癌概率

续表

菇类 \ 介绍	成分	抗癌功效
杏鲍菇	含寡糖、多糖	• 寡糖能增进有益菌（双歧杆菌）生长，抑制坏菌生长，减少致癌物，抑制结肠癌的发生 • 多糖可调节免疫功能，增强抗癌力
秀珍菇	含必需氨基酸及糖蛋白	• 可修补受损的组织细胞，制造免疫球蛋白 • 糖蛋白可直接杀死肿瘤细胞，且不会对制造免疫细胞的器官（脾、肝、胸腺）造成伤害
银耳	含胶质、多糖	• 银耳多糖能增强巨噬细胞的功能，化疗后白细胞减少可食用银耳来改善 • 可促进T细胞及B细胞的增多，加强吞噬能力，发挥免疫功能，提高肝脏解毒功能 • 抗辐射，防止射线对白细胞的杀伤作用
姬菇	β-葡聚糖含量丰富，也含类固醇、膳食纤维	• β-葡聚糖可活化免疫细胞，并预防转移 • 类固醇具抗癌作用，可抑制宫颈癌细胞的增殖 • 膳食纤维可帮助致癌物质排出体外

含海藻酸的海藻类

海藻含有膳食纤维、不饱和脂肪酸，有助于预防心血管疾病，它还含有丰富钙、镁、铁、锌等矿物质，是低脂、低糖的健康食物，也是素食者维生素 B_{12} 的良好来源，建议每周吃 2 ~ 3 次海藻，可凉拌、煮汤等。

常见食材有海带（昆布）、紫菜（海苔）、裙带菜、羊栖菜、石花菜等。

常见海藻类的种类及功效

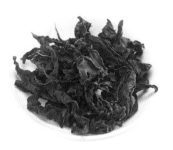

海带含胡萝卜素、海藻酸、海带多糖等。已有研究证实，海带多糖能使细胞分解酶主动破坏癌细胞，造成癌细胞死亡，却不会破坏正常细胞；海藻酸（膳食纤维）可改变肠内环境，抑制癌症发生。海带还富含碘和叶绿素。叶绿素易被高温破坏，建议快速焯烫后淋酱汁食用，以保存营养成分。其中的碘可促进新陈代谢，增加抵抗力。

紫菜含胡萝卜素、海藻酸、多糖、牛磺酸、不饱和脂肪酸，被称为"海洋里的牛肉"。其中，牛磺酸可提升肝的解毒能力，增加抵抗力。

石花菜含多糖，可促进肠道排出致癌物。

螺旋藻属于蓝绿藻的藻类，生长在热带咸水湖中，含丰富叶绿素及蓝藻素，是地球上古老的生物。其所含蛋白质、维生素、矿物质极丰富，且易为人体吸收。螺旋藻可抗病毒（带状疱疹）、提高抗癌力、强化吞噬细胞功能、加自然杀伤细胞活性，可杀死癌细胞。其含丰富的维生素 B_{12}，是素食者补充铁、维生素 B_{12} 的重要来源，可改善贫血。

含乳酸菌的酸奶

由于菌种在牛奶里分解蛋白质的程度不同，而使酸奶产生不同的形态，市面上的商品大多会添加增稠剂。

酸奶以牛奶为原料，经过乳酸菌的发酵，酪蛋白分解为小分子氨基酸，比牛奶更易吸收。脂肪粒比牛奶更细小，易为人体消化吸收。酸奶还包含牛奶所含有的其他营养素，包括维生素 A、B 族维生素、钙、磷、钾、镁。由于乳酸菌的作用，可使得 B 族维生素变得更多。

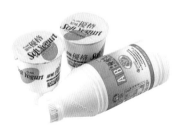

酸奶经过发酵，乳糖已被分解，乳糖不耐者（喝牛奶会腹胀、腹泻）可改喝酸奶。酸奶中的乳酸与钙结合成乳酸钙，使钙更易被肠道吸收，而加入的乳酸菌则有助于 B 族维生素的合成。

酸奶所含的有益菌为乳杆菌，有 A、B、C 三类活菌。A 菌为嗜酸乳杆菌（L.A.），B 菌为双歧杆菌（L.B.）；C 菌为干酪乳杆菌（L.C.）。酸奶中添加的寡糖可使双歧杆菌在肠道内生长得更好更多。

酸奶的功效

经由动物实验发现，发酵乳可能具有抗肿瘤特性，可增强免疫系统的功能。

• 改善肠道菌群：增加肠道有益菌（活性乳酸菌），抑制有害菌（大肠杆菌），维持菌群平衡状态。

- 调理肠道功能：服用抗生素后，可造成肠道益菌减少引起腹泻，食用酸奶可增加有益菌数量，服用抗生素 2 小时后食用酸奶，可减少服抗生素后引发的腹泻。

- 降低胆固醇：乳酸菌可帮助排出体内的胆固醇。

- 强化免疫系统：保护 DNA 免受致癌原的伤害；加强自然免疫及后天免疫；使肠道有益菌增加，抑制有害菌数量，降低毒素入侵体内，增强免疫力，减少发生炎症及罹患癌症的概率。

- 预防及减轻泌尿道、生殖道感染：乳酸菌代谢后所产生的乳酸可改变泌尿道、阴道内环境，使各种有害病原菌不易滋长，尤其是对抗霉菌更有效。

- 增加抵抗力：乳酸菌可增加对疾病如癌症、感染的抵抗力，且能延迟肿瘤的发生和发展，修补致癌原所引起的 DNA 损伤。

- 促进肠蠕动：可预防及改善便秘。

如何正确食用酸奶

早晨空腹吃，有益菌直接入肠道，刺激肠蠕动，促进排便。搭配水果吃，可补充酸奶所缺乏的维生素 C。可蘸食或拌菜，如自制酸奶沙拉酱（加入橄榄油、柠檬汁或番茄酱），佐食生菜、拌水果或蘸饼干吃，也可将酸奶加入浓汤或咖喱饭内，经过加热后活性乳酸菌功效减少，但仍有蛋白质等营养成分。

酸奶与水果、蔬菜同吃，所含膳食纤维可提供乳酸菌营养，且延长乳酸菌保留于肠道的时间。酸奶切忌与烧腊制品（如香肠、火腿、腊肉）共食，加工食品内添加亚硝酸，会与酸奶形成亚硝胺。

此外，糖尿病与痛风患者慎食酸奶，500 毫升酸奶约 400 千卡的热量，而市售酸奶添加较多糖分，因此糖尿病不宜食用。而酸奶所含菌类皆是高核酸物质，会形成嘌呤，痛风患者也应慎食。

而市面上的酸奶品牌多、种类多，如何正确选购酸奶呢？

- 标示清楚：清楚标示出热量、蛋白质、脂肪、碳水化合物含量。

- 保存期限：一般约 2 周，可长期保存的酸奶经灭菌处理，已无活菌存在。

- 活菌数：1 毫升酸奶至少含 1000 万个乳酸菌，牛奶固形物含 13% 以上。

- 风味质地：好的酸奶口感细致，有奶香味；变质酸奶会发霉，变为粉红色或起泡，若有异味不可食用。

自制健康营养的酸奶

自然发酵法	加热发酵法
做法	做法
1.购买适合的酸奶菌种。 2.准备1升鲜奶（全脂、低脂皆可），依菌种使用说明将适量的菌粉加入鲜奶瓶中，盖紧瓶盖，上下摇动瓶子数次，放至室内阴凉处发酵，直到乳汁呈布丁状。夏天需16~20小时，冬天需36~48小时，视气温而定，温度高时（约35℃）则发酵快。 3.发酵期间不要移动瓶子，也不能打开瓶盖。 4.将发酵成功的酸奶置入冰箱冷藏2~3小时，取出食用。	1.将500毫升鲜奶或冲泡奶（依平常浓度）先加热（可用炉火或微波炉加热）至40~45℃。 2.将市售酸奶一盒（约200毫升，可选酸味强的），加入步骤1的奶液中搅拌均匀，将容器放置于电饭锅或焖烧锅内，保温环境维持6~8小时。 3.打开锅盖可闻到奶香味，酸奶表面呈现平滑如布丁状（全脂奶粉做出的酸奶呈糊状），将酸奶倒入容器内，放入冰箱冷藏2~3小时即可食用。
叮咛	叮咛
1.在发酵过程中若出现酸臭味，提示受到污染，不能食用。 2.食用时可加入水果或蜂蜜增加风味。 3.制作时不用加调味料。 4.酸奶颜色变为粉红色或起泡沫，味道有杂味（非奶香味），则不能食用，可作为肥料使用（养花草）。 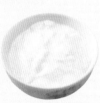	1.可购买酸奶制作的专用容器，直接装入奶液保温发酵。 2.用加热发酵法，可在晚上睡前制作，入锅保温，隔天早晨即可检收成品，初次制作需备有温度计测试温度，累积经验后即可掌握温度。温度太低有害菌会滋生，温度太高则会杀死菌种而无法发酵。 3.一次制作量勿太多，3~4天吃完即可，以避免产生杂菌及发酸味。

抑制癌细胞的油脂

对防癌、抗癌有益的油脂有鱼油、亚麻子油、橄榄油、紫苏油等，其所含脂肪酸不同，功效亦不相同。

脂肪酸是构成脂肪的基本物质，其分类有饱和脂肪酸、不饱和脂肪酸、反式脂肪酸。

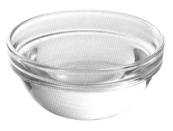

饱和脂肪酸存在于动物制品（如牛肉、猪肉、牛奶）及植物油（如棕榈油、酥油）食品中。

不饱和脂肪酸又分为单不饱和脂肪酸及多不饱和脂肪酸。单不饱和脂肪酸存在于种子及核果内，如橄榄油、花生油、芥花子油等；多不饱和脂肪酸中的 α - 亚麻酸无法在体内合成，容易缺乏，主要来源为海洋生物如鱼油，植物如紫苏油、亚麻子油。亚油酸也无法在体内合成，可从菜籽油、玉米油、大豆油、葵花子油等食材中摄取。

反式脂肪酸，将不饱和脂肪酸经过氢化作用，由液态油转变为固体，其功能与饱和脂肪酸相同，不易酸败，能改变食物风味，如人造奶油、酥油。但反式脂肪酸对心血管危害极大，可谓臭名昭著。

脂肪的作用

脂肪的功能包含提供热量、保护细胞及改善风味。每 1 克脂肪可提供 9 千卡热量；脂肪是构成细胞膜的重要成分，维持细胞功能；脂肪可提供人体必需脂肪酸。

有些脂肪会促使细胞产生抵抗血管阻塞、抑制癌细胞生长的化学物质，如 ω-3 脂肪酸为细胞膜的重要成分。研究显示不同脂肪形态会改变细胞膜对致癌物质的渗透性，由天然脂肪构成的细胞膜容易辨识致癌物而加以排拒，而反式脂肪无此种辨识能力，易使致癌物入侵细胞。

细胞内 ω-3 与 ω-6 两种脂肪酸的不平衡会使细胞产生功能障碍，导致疾病甚至诱发癌症。ω-3 与 ω-6 的最佳比例为 4：1，若不平衡会阻碍彼此之间的吸收。花生四烯酸是一种 ω-6 系脂肪酸，其代谢物会促发炎症，使受伤血管收缩；ω-3 脂肪酸会减少细胞受伤发炎，使血管扩张。

细胞膜是由磷脂构成的，若吃了油炸食物，其成分会使细胞膜变硬，影响细胞的调控。而合理比例的多不饱和脂肪酸的摄入，会维持细胞膜的弹性，促使细胞间正常的信息传递。

具有抗癌功效的油脂

鱼贝类

首推富含 ω-3（DHA、EPA）的鱼油，尤其是 DHA 对抑癌功效更佳，可防止癌细胞增殖与转移。摄取过多的 ω-6 系油脂易造成前列素 E2 增加，使人体的免疫功能减退，使癌细胞增殖。DHA 可抑制前列素 E2 的作用，抑制癌细胞增殖，也可增强身体的抵抗力，增加巨噬细胞的功能。

摄取鱼、贝类如金枪鱼、鳕鱼，皆含有

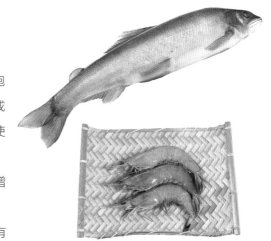

丰富的 ω-3 脂肪酸，可增强抗癌能力。医学研究指出，鱼油中的 EPA、DHA 可抑制乳腺癌、结肠癌癌细胞的生长。每周至少吃鱼、贝类 1 次，尽量选择深海鱼，如鲭鱼、三文鱼、沙丁鱼、金枪鱼、鳗鱼，淡水鱼则选择鳟鱼、香鱼等，含有 ω-3 脂肪酸。贝壳类则多选择龙虾、牡蛎、乌贼，但含 ω-3 脂肪酸较鱼类少些。

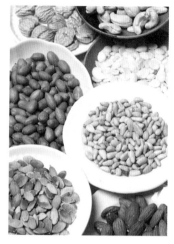

坚果种子

坚果类如核桃、腰果、杏仁、松子，皆富含亚麻酸、维生素 E、硒，具抗癌功效且可增强体力，适合病后恢复及癌症、虚弱体质者补充营养。可一周食用 3 次，甚至一天 2 次，作为辅助食品。

亚麻子油由亚麻子低温榨取，富含 ω-3 油脂及锌，但不耐高温，45℃ 以上即会产生变质，打开后需冷藏，多用于凉拌使用。亚麻子油内含木质素较多，具强力抗氧化作用，许多研究表明，可有效抗乳腺癌、前列腺癌。

葡萄子油含有丰富的维生素 E、葡萄多酚，较耐高温，适合作烹饪用油，购买低温挤压、无添加防腐剂的成品为佳。与有机蔬菜制成生菜沙拉，可以增加抗氧化功效。

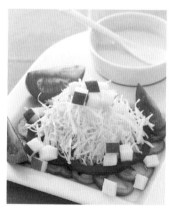

橄榄油

医学研究指出，经常食用橄榄油能有效抑制肺癌、结肠癌、皮肤癌。其所含的鲨烯，具有防癌效果，能预防癌症的发生及抑制癌症的进展。橄榄油还富含维生素 A、维生素 E 等抗氧化物，可抗癌。

调理体质的中草药

中草药是大自然赐予人类的宝物，中草药可调理体质、培养正气（免疫力），强化五脏六腑，调节身体功能，增强排毒及解毒能力，也是防癌抗癌的主要途径之一。

中医防治癌症的主要方法：

• **固本培元**：培养人体正气，强化免疫力，是防癌抗癌的基本原则。中药方祛除邪毒，补气、养血、健脾胃，增强抵抗力，减轻化疗及放疗的不良反应。增强免疫力的药材有人参、黄芪、白术、丹参、党参、地黄、灵芝、山药、红枣等。

- 活血化瘀：癌症主要原因是气滞血瘀、气血不通、热毒瘀积造成癌化，使用活血化瘀的药材如红花、川芎、丹参、桃仁、赤芍、当归，有助于抗癌。
- 清热解毒：癌症肿瘤是邪毒积聚形成肿块，抗肿瘤、抑制癌细胞形成的中药有半枝莲、夏枯草、金银花、雷公藤、鱼腥草等。
- 振阳祛邪：驱寒祛湿气、化血瘀，常见中药有附子、猪苓、天花粉。

防治癌症的有效方剂

由于每个人体质病况不同，中药宜由医师开具，不宜自行配药服用，以免产生不良后果。已接受西医化疗、放疗的患者，可选用中药材作辅助性治疗，增加免疫力，改善病情及抑制转移，提升生活质量，让自己更有生命力来对抗癌症。下表将介绍数种有效抗癌、增强免疫力的方剂。

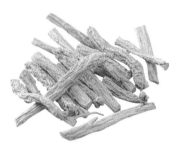

方剂 ＼ 内容	中药材	功效
四君子汤	包含炙甘草、白术、茯苓、人参（党参）四种，亦可添加红枣、枸杞子以补气。（可搭配排骨或鸡肉来炖汤）	健脾胃、补中气、强化免疫功能，对于贫血、胃肠炎有改善功效
补中益气汤	包含黄芪、白术、党参、升麻、甘草、陈皮、柴胡、当归	补血、补气，强化脾胃功能，补中气、增加食欲，降低抗癌药物的不良反应。可增加血小板、白细胞的数量，具有防癌抗癌效果
八珍汤（四物加上四君子汤）	人参、当归、白芍、白术、茯苓、川芎、熟地、甘草，可视状况添加黄芪、山药、红枣、生姜，具各种不同功效	可促进气血循环，强化神经系统，养肝、保肝，增强免疫细胞活力，强化免疫功能，防治癌症
四物汤	包含当归、白芍、川芎、熟地	强化免疫细胞活性，促进血液循环，补气行血
小柴胡汤	包含柴胡、黄芩、半夏、生姜、人参、红枣、甘草	黄芩解热解毒、抗癌，柴胡活血疏肝、强化免疫力，半夏补脾胃，共同作用可补气活血、解热排毒、强化人体免疫力，亦是抗癌良方

续表

内容 方剂	中药材	功效
十全大补汤	人参、白术、甘草、茯苓、川芎、当归、熟地、肉桂、黄芪、白芍 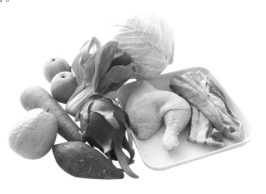	其中熟地滋阴补血，增加红、白细胞数量，肉桂具有抗菌作用，共用可增加巨噬细胞数量，增强特异性抗体的形成，提高免疫力，是极佳的抗癌药方。另可缓解化疗及放疗产生的不良反应 燥热性体质、便秘者，不宜服用十全大补汤，人参可改用西洋参或人参须

7 色饮食疗法

　　近几年坊间流行的养生食疗、抗癌食疗一致推崇食用足量的植物性食物，而植物内所含的植物化学物具有极强的保健功效，也有一定的防癌、抗癌功能。本书中使用的食材多采用 7 色食物来搭配，可获得更多植物化学物，以增进免疫力。

　　从多种不同颜色的食物中可均衡摄取所需营养素，如白色的奶类、红色的肉类、褐色的谷类和菇类。饮食中摄取食物的色彩越丰富，则营养素越充足。而植物（蔬果）的色彩是最多样化，包含红色、黄色、绿色、白色、褐色、紫色、黑色 7 色，每种色彩代表特定的意义，也具有特定的功能，如番茄的红色，可防止紫外线的伤害。

7 色饮食提升免疫力

　　台湾癌症基金会近年来提出"防癌新主张——天天五蔬果"的饮食防癌运动。

　　每天摄取 300 ~ 400 克的蔬菜，黄、绿色蔬菜占 1/3，其他 2/3 包含另外 5 色食物。

　　各种不同颜色代表不同的植物营养素，也为人体不同组织带来不同效应。动物性食物也具有不同的功效，摄取不同颜色的食物是最佳的保健方法。

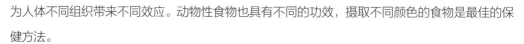

　　一天当中要将 7 色食物摄取到是有困难的，可计划在 2 ~ 3 天内安排 7 色食物，至少也每周内保证 7 色食物，才能提供身体足够的营养素，增强免疫力。

化疗期间该怎么吃才正确

许多癌症病友得知自己罹患癌症时，通常都不知道该怎么吃。有些人会采取生机饮食法、断食法、排毒法，甚至害怕自己吃得太营养，导致这个不吃，那个不碰。而照顾癌症患者的亲人，对于该准备哪些食物也大多一知半解，无所适从。

其实，上述饮食方式都有其盲点。患者生病后癌细胞对身体的耗损更大，会减轻体重、营养不足。但在接受化疗时，患者不仅要吃好，营养甚至要比一般人高，最好采高热量、高蛋白质的饮食，如此才有耐力、体力，持续接受治疗，减少并发症和感染率，进而提升治疗效果，也增加存活率。

有四成癌症病友在诊断初期就有体重减轻现象，八成病友在治疗期间，面临严重体重下降的威胁；而体重减轻只要超过 5%，就可能增加药物作用的困难度，有 30% ~ 50% 的患者会因肿瘤引发体重减轻，造成营养不良，最终导致治疗失败和死亡。

因此适当及正确的营养照顾有助于减少体重的流失，也可提高病友的舒适感和精神状况，以及增强身体免疫力，减少治疗所带来的不良反应，提高治愈力。

同时营养的维持也可协助病友维持一般日常活动，改善生活质量，饮食是癌症治疗中非常重要的一项，不管是在手术后、化疗前、化疗中、化疗恢复期，只有充足的营养补给，才能战胜癌症。

高热量、高蛋白饮食是抗癌最佳饮食方法

对癌症病友而言，最好的饮食方式就是吃高热量、高蛋白的食物，而所谓高热量、高蛋白饮食的定义，是指可提供比一般普通饮食较多的蛋白质及热量。以此推算，一位成人化疗病友，每千克体重至少需要 1.2 克蛋白质，35 千卡热量。

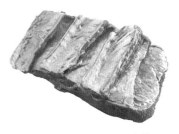

多摄取优质蛋白质，如肉类等

相较于一般人需要高热量、高蛋白的目的，是预防某些疾病，如癌症；化疗病友需要高热量、高蛋白饮食，则可避免体重减轻或组织耗损，如恶病质发生。而关于高热量、高蛋白饮食，一般性原则必须掌握：

• 少量多餐（如一天不限 3 餐，可视自己食欲、体能状况增加为 7 ~ 8 餐）。

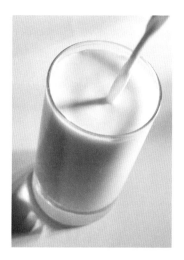

- 摄取优质蛋白质，如蛋、牛奶、肉类、大豆制品，必须占每日蛋白质总量的 50% 以上，其余以植物性蛋白质（除大豆制品）补充。
- 料理食物时，可用葡萄糖或葡萄糖聚合物来代替蔗糖，甜度较低可增加病友接受度，以提高热量摄取。
- 补充适量的维生素（可依据医师或营养师的提示）。
- 避免摄取过多动物性油脂和反式脂肪酸。

癌症病友需随时自我监测体重变化

由于在患病、化疗、放疗等期间，癌症病友的体重会有落差，所以更需要及时自我监测体重变化，以作为接受营养评估的参考。建议最好与医师、营养师共同商讨，因为体重下降不仅会影响疗效，还会影响预后（存活率）。

体重下降百分比的计算方式：

$$\left(\frac{平常体重-目前体重}{平常体重}\right) \times 100\% = 体重下降百分比$$

注：本公式中涉及的体重单位均为千克。

一般来说，体重下降越多，表示病友发生营养不良的概率越高。体重是反映营养的指标，体重下降会影响疗效和存活率。因为体重变化的程度会影响治疗的疗效和持续性，因此对于非刻意减重的体重下降，需特别注意：

- 过去 6 个月，体重下降 10% 或超过 5 千克。
- 过去 3 个月，体重下降 7.5% 或超过 3 千克。
- 过去 1 个月，体重下降 5%。
- 过去 2 周，体重下降超过 2%。

一般成年人每人每日热量的计算方式

每人每日热量的计算，是以每个人的体质指数BMI及活动量程度而定。至于化疗病友的热量需求，至少每千克体重需要35千卡，较一般人高，且需视体重减少情况调整热量需求。

一般成年男女的标准体重计算方式为：

- 男性：［身高（厘米）－80］×0.7＝体重（千克）
- 女性：［身高（厘米）－70］×0.6＝体重（千克）

续表

一般成年人每人每日热量的计算方式

如果是按工作量和活动程度来区分，则为：

- 轻体力：家务或办公桌工作者，每千克热量需求30千卡。
- 中体力：工作需常走动但不粗重，每千克热量需求35千卡。
- 重体力：劳力工作者、搬运工，每千克热量需求40千卡。

以上皆是依标准体重来计算，若有体重不足或体重过重，其所需热量按实际情况加减。

化疗期加强各种营养素的摄取

癌症病友饮食不仅要高热量、高蛋白，还要吃对、吃营养、吃均衡，因此有必要了解各种营养素的功能，包含蛋白质、膳食纤维、矿物质及维生素。对于抗癌和修补受损组织细胞，担任极重要的角色。

这些营养素必须在化疗期和恢复期加强摄取，促进体力恢复，增强免疫功能，以完成放疗、化疗的最大目标。

蛋白质

蛋白质摄取量，正常人每天每千克体重需 0.8 ~ 1.0 克。接受化疗期间，每天每千克体重需要 1.2 ~ 2.0 克。

主要功能

- 供给生长，更新、修补组织：在体内感染、外伤、手术情况下，蛋白质供应不足，会影响伤口愈合，化疗造成的细胞损害亦无法修补，会造成病程延长、恶化，影响身体恢复。
- 构成抗体，增强人体抵抗力：人体的免疫系统需要充分的蛋白质提供营养，抑制病毒。抗癌的干扰素也是糖与蛋白质的复合物，缺少蛋白质则无法抵抗癌细胞的侵入。
- 供给热量：当碳水化合物和脂肪供给热量不足时，体内蛋白质可转换为热量，1 克蛋白质提供 4 千卡热量，占人体热量需求的 10% ~ 15%。

食物来源

蛋白质主要的食物来源为动物性蛋白质及植物性蛋白质两大类。

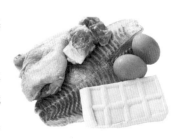

动物性蛋白质包含肉类、鱼类、蛋类、奶类，其所含氨基酸完整，与人体需求相似者属于优质蛋白质。

植物性蛋白质则是指米、面、大豆、蔬菜等，除了大豆及其制品可提供优质蛋白质外，其余植物内所含蛋白质皆不是优质蛋白质。大豆中蛋白质含量达40%，谷类蛋白质含量虽不高，但也是蛋白质的主要来源。

摄取不足的危害

蛋白质长期摄取不足，会引起人体生理的严重损害。蛋白质缺乏时，会造成抵抗力下降，易感染。蛋白质摄取不足，会影响免疫系统，T细胞诱发的免疫功能被抑制，而这种免疫功能是一种极重要的防癌功能，能改变细胞免疫因子，也会影响肿瘤的形成。

所以蛋白质不足时，无法产生此种防卫功能，化疗时更易造成恶病质，进而影响化疗疗效及存活率。

膳食纤维

膳食纤维是指植物性食物中，所含不能为人体消化分解的多糖，蔬菜、水果、谷类是其主要来源。

膳食纤维可分为水溶性膳食纤维和非水溶性膳食纤维两大类。

水溶性膳食纤维

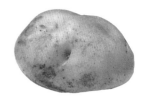

包含有果胶、藻胶、黏液质等，皆呈胶状，可溶于水。主要食物来源为苹果、橘子、梨、橙子、葡萄柚、黑枣、土豆、燕麦、豆类、坚果类、海藻类、魔芋等。

主要功能

- 可增加咀嚼次数，促进唾液分泌，帮助消化。
- 改变消化酶的分泌，增强胃肠蠕动，减少肠内致癌物的滞留。
- 减少脂肪和胆固醇的吸收，调控血糖。
- 与胆汁酸（胆汁酸在肠道停留太久，会转变成致癌物）结合，减少致癌物产生，避免罹患结肠癌。

- 在肠道内会抑制坏菌的生长，有助于有益菌的滋生，帮助调理肠道内环境。

非水溶性膳食纤维

包含有纤维素、半纤维素、木质素。其主要食物来源为谷类及其制品、笋类、瓜类、叶菜类。一般而言，常存在于植物的根、叶、茎、皮中。

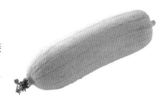

主要功能

- 吸水性良好，可软化粪便，增加粪便体积。促进肠蠕动，促进排便，预防便秘。
- 促进肠道平滑肌的收缩，缩短肠道内容物通过的时间，减少有害物质的吸收，有利于降低大肠癌罹患率。

膳食纤维与癌症的相关性

现代人饮食日益精细，以致天然食物的纤维几乎被破坏殆尽。加之高脂、高糖食品日益泛滥，取代天然蔬菜、水果、谷类，造成各种疾病的盛行。

而经过许多医学研究发现，膳食纤维已成为防癌的有力武器！无论是癌症、心脏病、糖尿病、肥胖及便秘，皆可通过增加摄入膳食纤维来改善。每日摄取足够的膳食纤维是非常重要的，尤其是化疗抗癌的病友，更需加强补充，可将体内肠道的毒素快速排出，减少致癌物的残留。

高膳食纤维食物可抗结肠癌，且高膳食纤维食物多为低脂食物，可减少罹患乳腺癌、直肠癌、胰腺癌等的概率。

获取膳食纤维，可通过多吃水果、蔬菜、豆类、五谷类、藻类，如果能带皮吃，则可摄入更多的膳食纤维。同时少吃精制的面包和甜点，多吃全麦类食物。

哪些食物富含膳食纤维			
食物（100克）	膳食纤维量（克）	食物（100克）	膳食纤维量（100克）
米麸	9.1	麦麸	9.4
木耳	7.0	香菇	6.5
番石榴	5.8	豌豆	5.0
金针菇	4.9	柿饼	4.9
圆白菜干	4.5	绿豆	4.2
黄豆	4.0	笋干	4.0

不能过度摄取膳食纤维

膳食纤维每天至少需要 25 克，但也不能过量。

• 膳食纤维过量，会结合大量的钙、铁、磷、镁、锌等矿物质，使其排出体外，造成矿物质缺乏（膳食纤维含有植酸、草酸，易与矿物质结合）。

• 过多的膳食纤维会在肠内产生气体，易导致腹胀、腹泻，食用时勿大量摄取，应采渐进的方式，使肠胃缓慢适应。

• 服用药物者，若食用过量膳食纤维，会减少药物的吸收（尤其是非水溶性纤维）。习惯吃精制食品或不爱吃蔬果的人，更应采取渐进的方式来增加膳食纤维的摄入量使肠胃适应，并多喝水。

维生素

维生素可分两大类，一为水溶性维生素，如维生素 C、B 族维生素，可溶于水，会随尿液排出体外，必须不断摄取才能满足身体的需求。另一类为脂溶性维生素，如维生素 A（胡萝卜素）、维生素 D、维生素 E、维生素 K，可溶于脂肪，并储存于体内。

主要功能

足够的维生素可抗癌，在化疗期更需要足够的维生素来修补受损的组织细胞。摄取具有抗氧化作用的维生素，如维生素 A、维生素 C 和维生素 E 可预防自由基的产生，避免组织细胞受损，还能维持正常的新陈代谢，增强免疫功能。

维生素除了可作为营养物质，也可作为药物来使用。在抗癌、抗老化及治疗心血管疾病、神经疾病方面皆有功效。

滥用维生素会对身体造成损害，引发中毒。若确实需要补充维生素（出现缺乏症状），最好先通过饮食补充，必要时需经医师、营养师的指导服用药物，千万不能自己随意服用药物，以免产生不良反应。

维生素 A

维生素 A 的前体物质是胡萝卜素（最主要的是 β - 胡萝卜素），也是天然的抗氧化剂，可防止体内细胞被氧化产生自由基。建议化疗期多摄取维生素 A，可防止感染，增强免疫力。

主要功能

· 维护上皮细胞的功能，增强对疾病的抵抗力。特别是对眼睛、消化道、泌尿道、呼吸道、皮肤影响最大，可预防上皮细胞癌。

· 有助于调节免疫功能，增强免疫细胞对抗原的辨识能力，活化自然杀伤细胞及巨噬细胞的作用。

· 可抑制肿瘤的发生及抑制肿瘤的生长及分化。对上皮细胞癌（肿瘤）有预防作用，对胃癌、宫颈癌、肺癌、皮肤癌、膀胱癌、乳腺癌等皆有预防效果。

食物来源

维生素 A 的良好来源是动物肝脏，其他如鱼肝油、鱼子、牛奶、蛋，含量也很丰富。含胡萝卜素的深绿色及黄红色蔬菜，如西蓝花、菠菜、苜蓿芽、豌豆苗、红薯、胡萝卜、韭菜、黄花菜、南瓜，芒果、木瓜、柿子等水果也是维生素 A 的重要来源。

此外，有机土壤种植的蔬果，维生素含量也较高，若以一般化学肥料种植，其硫酸盐成分会破坏营养物质的吸收率，胡萝卜素含量较低，故建议可多食用有机蔬果。

维生素 A 的每日建议摄取量为 700 ～ 800 微克。

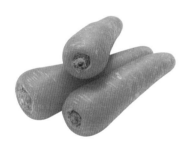

维生素 A 可协助合成糖蛋白来保护上皮细胞，在呼吸、消化、泌尿道发生的上皮细胞癌皆可能与维生素 A 不足有关。维生素 A 对免疫系统的巨噬细胞有加强作用，缺乏时会影响免疫及抗体反应，增加自由基对细胞的伤害，影响细胞膜的稳定性，更易形成癌症。化疗期间需多摄取维生素 A，增强身体免疫力，以防感染。

B 族维生素

属水溶性维生素，包括维生素 B_1（硫胺素）、维生素 B_2（核黄素）、维生素 B_3（烟酸）、维生素 B_5（泛酸）、维生素 B_6、维生素 B_{12}、叶酸等。

B 族维生素的主要功能有是协助糖类转化为葡萄糖以及维持神经系统的稳定。最近研究显示 B 族维生素不足，不仅容易疲劳且容易患癌。由于人们的饮食逐渐西化及精制化，B 族维生素的摄取普遍偏低，将米糠及胚芽去除后的精白米面，B 族维生素进一步流失。

B 族维生素有保护细胞、调节细胞分化的作用，一定程度上有助于抑制癌细胞生长。

维生素 B$_1$

维生素 B$_1$ 是糖代谢的必需因子，可清除疲劳及倦怠感。化疗期加强服用可增强体力，减缓倦怠感。

维生素 B$_1$ 的食物来源以豆类、全麦面包、麦片、胚芽、啤酒酵母、鸡肉、猪肉为主。

维生素 B$_1$ 缺乏时，易有食欲不振、疲劳、精神不佳等症状。老年人、手术后、发热及化疗期病友，更需多补充维生素 B$_1$ 以补充体力，维持良好精神状况。维生素 B$_1$ 不易过量，一般会从尿中排出。成年人每日需要量为 1.2 ~ 1.4 毫克。

维生素 B$_2$

维生素 B$_2$ 主要是作为辅酶，参与体内热量代谢。化疗期多补充维生素 B$_2$ 可减缓口腔溃疡，增进食欲，消除倦怠感，增加体力。

维生素 B$_2$ 的最佳食物来源为鸡蛋、猪瘦肉、鸡肉、牛奶、面包及谷类，还有黄绿色蔬菜、菇类、干果类。需注意的是，维生素 B$_2$ 不耐热、怕光，紫外线照射及长时间水煮时，会破坏维生素 B$_2$。

缺乏维生素 B$_2$ 时，最常见的症状为口角炎、嘴唇发炎或舌炎，有些抗癌药物会影响维生素 B$_2$ 的吸收，易造成维生素 B$_2$ 摄取不足，应多加补充。建议可通过牛奶、鸡蛋来补充，还可缓解化疗期口腔溃疡。

维生素 B$_2$ 过量时会由尿中排出，其颜色为深黄色尿液。一般成年人每日需要量为 1.2 ~ 1.4 毫克。

维生素 B$_6$

维生素 B$_6$ 的功能是作为重要辅酶，在热量代谢过程中发挥作用。在化疗期间补充维生素 B$_6$ 可稳定情绪、增强免疫力，同时减少化疗期出现的恶心、呕吐等不良反应。

维生素 B$_6$ 主要来源为鸡肉、鱼肉、肝、全麦粉、蛋黄。植物来源所含维生素 B$_6$ 不易为人体吸收，在烹调中维生素 B$_6$ 会流失。

缺乏维生素 B$_6$，会出现失眠、皮肤炎、易怒、易激动、精神状态不稳，造成 T 细胞和 B 细胞数量降低，免疫力下降。在化疗期间更需维持足够的免疫力，因此维生素 B$_6$ 的摄取很重要。

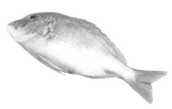

维生素 B$_6$ 过量时会由尿中排出，一般不易过量，大量服用会出现运动失调现象。一般成年人每日需要量为 1.4 毫克。

叶酸

是女性健康的保护者，例如孕妇、宫颈癌患者，加强服用叶酸可改善病情。化疗期间加强叶酸的摄取可保护细胞，减少癌细胞转移及分化。

叶酸的主要功能有：协助制造红细胞，化疗期可帮助造血，提升血细胞数目；协助核酸合成，可帮助细胞分化、成长；利用氨基酸及糖制造抗体，活化 T 细胞功能；可抑制细胞致癌基因分化，其预防大肠癌功效最佳，并能减少宫颈癌、肺癌、胃癌的发生率。

叶酸的食物来源主要是黄绿色蔬果、动物肝脏、酵母、小麦胚芽等，牛肉、全谷类亦含量丰富。微波炉烹调能保留叶酸，高温水煮叶酸易流失。

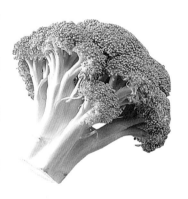

缺乏时易造成巨幼红细胞贫血，会影响细胞分裂，造成蛋白质合成改变，骨髓功能受抑制，红细胞无法成熟，也无法合成 DNA 的骨架结构，使人更容易感受环境中的致癌原，如辐射、紫外线等。

抽烟者易消耗体内的叶酸，造成气管表皮细胞癌化。一般成年人每日需要量为 0.4 毫克，孕妇为 0.8 毫克。

维生素 C

化疗期需提高维生素 C 摄入量，达 100 ～ 150 毫克，可增进其抗氧化功能，强化免疫能力。

主要功能

• 其具有解毒功能，可降低有害物质对人体的伤害，如汞、砷、铜、铅、镉等重金属。

• 肾上腺皮质激素以维生素 C 为原料，可强化人体免疫功能，与防癌有密切关系。

• 维生素 C 可帮助胶原蛋白的合成，抑制癌细胞向周边组织转移，同时强化组织细胞，抑制癌细胞增殖。

• 可阻止体内的亚硝酸盐与胺类结合成亚硝胺，降低胃癌及食管癌的发生率。

• 维生素 C 可增强免疫功能（维持白细胞膜稳定性，加强对抗细菌、病毒的能力及促进伤口的愈合）。

• 促进铁和叶酸的利用，可预防贫血。

• 是强力抗氧化剂，可清除体内自由基，减少致癌原与 DNA 的结合。

食物来源

新鲜蔬果中维生素 C 含量较高。绿色蔬菜如菠菜、西蓝花、芥蓝、柿子椒、苜蓿芽含量高；水果如番石榴、猕猴桃、橘子、草莓、菠萝含维生素 C 较多。

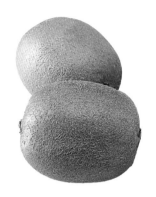

缺乏维生素 C 时易引起坏血病、牙龈出血、皮下出血等症状，同时也容易罹患食管癌、胃癌。

维生素 C 容易被分解破坏，保存及烹调上要特别注意，冷藏可减少它的流失，但长期保存仍会损失维生素 C。烹调时宜少用水煮，时间尽量缩短，以减少维生素 C 的损失。水果中的维生素 C 大多存在于果皮，去皮会损失维生素 C，故水果最好带皮吃。

一般成年人维生素 C 的每日需要量为 100 毫克。若进食含有亚硝酸盐的食物，维生素 C 应增加摄入，以防止亚硝酸胺的形成。

维生素 E

化疗期加强维生素 E 的摄取，可抑制初期病变转为恶化，且能增强免疫功能，抑制癌症的发展。

主要功能

• 维生素 E 是高效抗氧化剂，能清除自由基，保护细胞膜免受脂质过氧化物的损害。

• 血浆中维生素 E 浓度降低，会造成红细胞溶解，出现溶血性贫血。

• 维生素 E 的抗氧化作用与微量硒的代谢有密切关系。

• 能提高免疫反应，特别是 T 细胞功能，缺乏维生素 E 会降低免疫细胞对抗原的反应性，减少免疫球蛋白的制造。

• 维生素 E 能阻断亚硝胺的形成，具抗癌作用。

食物来源

主要来源为胚芽油、葵花子油、芝麻油、豆类、小麦胚芽、全谷类、杏仁、菠菜、南瓜、紫苏叶、萝卜叶等。一般烹调温度下，维生素 E 不易被破坏。

缺乏维生素 E 时容易疲劳、伤口不易愈合、肌肉缺乏活力、缺乏性欲。缺乏维生素 E 易使细胞膜氧化破坏导致癌变，维生素 E 可以促使肝脏解毒，在化疗期间可多补充维生素 E 来协助排毒。一般成年人每日需要量为 14 毫克，化疗期间可适当增加摄入量。

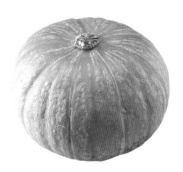

矿物质

在化疗期间修补受损的组织及维持细胞的正常分裂、排出体内的毒素及维持新陈代谢和免疫功能皆与身体所摄取的矿物质息息相关，尤其是微量元素铜、锌、硒、锗，更是抗癌过程中所必需的微量元素，以强化细胞的抗氧化作用，避免自由基伤害。

依人体需求量分三大类：

- 常量元素：钙、磷、钠、钾、镁、硫、氯，每日需要量大于 100 毫克。
- 微量元素：铁、铜、锌、铬、氟、硒、铬、钼、钴、锗，每日需要量小于 100 毫克。

主要功能

- 活化细胞，提升身体的生化作用，提高自愈力。
- 调节生理功能，促进新陈代谢，可修补受伤组织。
- 协助合成辅助酶、维生素，促进抗氧化。
- 稳定情绪及精神状态。
- 保护身体不受有毒物质的伤害，强化免疫功能，增强免疫力。
- 各种生理反应的接触剂，帮助营养素的分解、合成及吸收，增强抵抗力。

如何正确摄取矿物质

矿物质无法在体内合成，必须从自然食物中摄取，现代人所吃的植物性食物所含的矿物质元素不足，是由于现代种植多使用化学肥料，土壤又受环境污染，造成土地贫瘠，生产的农产品矿物质缺乏，故选用有机耕种的蔬果，有助于改善矿物质缺乏的现象。

食用营养补充品亦是矿物质的补充方法，由于其需要量极少，必须在医师及营养师指导下使用，以免造成矿物质摄入过量，产生中毒现象。

硒

具有抗癌、抗氧化、抗衰老功能。化疗期摄取足量硒，可防止癌细胞的分化和转移，提升抗癌力，若联合维生素 E 则可稳定情绪，减少焦虑。

主要功能

硒是极佳的抗氧化剂，也是谷胱甘肽过氧化酶的重要成分。这种酶在体内可发挥其抗氧化作用，保护及稳定细胞膜，维持正常细胞功能，免于癌细胞的侵入。

硒能将有害金属排出体外，例如重金属汞、镉、铅与硒结合，形成金属蛋白复合物，可降解毒性。

硒同时具有抗肿瘤作用。可保护细胞核内的 DNA 分子，不受化学物质的破坏而引起癌症，亦可减缓细胞分裂、修补损害的 DNA 及加强免疫功能。流行病学调查发现，血中硒浓度低的居民中，癌症的发病率较高。

食物来源

啤酒酵母含硒量多，是硒的极佳来源。海鲜、小麦胚芽、芝麻、大蒜、洋葱、西瓜等硒含量也较丰富。

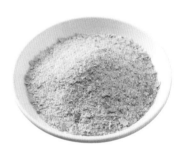

缺乏硒时会降低身体免疫力，抑制 T 细胞对抗原的反应性，降低吞噬细胞的吞噬能力，也会导致克山病。

成年人每日需摄取 60 微克硒，若想达到抗癌作用，应增加摄入量。此外，每日摄入一定量的维生素 C，可增加食物中硒的吸收率。

锌

是人体主要微量元素，具有抗癌、抗老化及促进伤口愈合的功效。化疗期摄取足量的锌，可增进食欲，改善味觉能力，且可增强免疫功能，尤其是细胞的分化及细胞核 RNA 及 DNA 的合成，可促进细胞正常再生功能。

主要功能

• 人体有 200 多种酶含有锌，锌在人体代谢及组织呼吸过程中担负重要作用。

• 与蛋白质合成有关，影响细胞分化、复制及组织再生，能修补受损的组织细胞，具有抗癌功效。

- 能促进免疫功能，影响自然杀伤细胞的活性，可维持 T 细胞的正常功能。
- 能够促进胶原蛋白的合成，促进皮肤伤口的愈合。
- 维持正常食欲，对味觉及食欲产生影响（化疗期间的味觉异常与锌的不足有关）。

食物来源

一般动物性食物皆含有锌，尤以牛肉、牡蛎、猪肉、蛋黄、鳗鱼等含量丰富，花生、黄豆、芝麻、小麦胚芽、酵母含锌也较多，蔬菜、水果含锌量少。

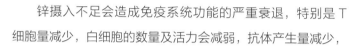

锌摄入不足会造成免疫系统功能的严重衰退，特别是 T 细胞量减少，白细胞的数量及活力会减弱，抗体产生量减少，易受到感染。此外，缺锌时还会引起嗅觉、味觉的减退，造成厌食或食欲降低。

成年人每日需求量为 7.5 ~ 12.5 毫克。有研究显示，食物中锌含量与乳腺癌及胃癌的发生率有关。

锗

是天然的抗癌矿物质，可抑制癌细胞生长、转移，帮助抗癌。化疗期间可从食物及中药材中摄取。

主要功能

- 锗可提高生物细胞的供氧能力，使仅适应低氧环境的癌细胞无法繁殖及生存。
- 有机锗在血液中与红细胞结合成为氧的替代物，协助氧的运送与贮存，为良好的抗氧化剂。
- 锗能与重金属铅、汞、结合，使其排出体外，为良好的重金属解毒剂。
- 对抑制癌症有特殊效用，有助于诱发产生人体干扰素，强化免疫功能。
- 研究显示，锗有抗辐射、排毒、镇痛作用。

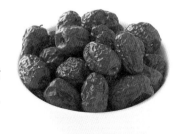

食物来源

红枣、大蒜、枸杞子、高丽参、刺五加含量较多，其他食物如芦荟、灵芝、绿藻、海带、香菇、姬菇、蒲公英根、荸荠、绞股蓝皆含有锗。

缺乏锗时会导致免疫功能及抵抗力下降，一般由食物中摄取的锗为有机锗形态，经小肠吸收后 1 ~ 3 天即由排泄物排出。长期服用无机锗会造成中毒，一般食物所摄取的锗量，不会有中毒的危险。

锗的需要量尚未确定。每日由食物中可摄取到 0.4 ~ 3.4 毫克，成年人每天安全服用量为30 毫克，其摄取量高出平日所需量 100 ~ 2000 倍即会导致肾中毒，故在尚无科学证据下，不要摄入含过高有机锗的保健食品，以免中毒。

铁

具有补血功能，可帮助红细胞协助氧化还原作用。

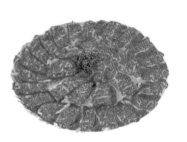

在化疗期间由食物中摄取铁质，可得到极好的吸收率，可通过动物性食物，如动物血、牛肉、猪瘦肉、动物肝脏等。铁可促进造血，增加体内含氧量，改变化疗所造成的倦怠感，同时可提升免疫系统的抗癌及肝脏解毒能力，加速排出化疗药物残毒。此外，补充铁质还可改变食欲不振、情绪不稳的状态。

主要功能

• 促进造血，改善新陈代谢，缺乏铁血流带氧功能受阻，易引发贫血，会造成营养不良，引起精神倦怠、抵抗力不足。

• 可提升免疫系统的抗癌能力，协助肝脏排毒，增加 T 细胞的分泌。

• 铁与维生素 C 共同参与胶原蛋白质的合成，有助于强化组织细胞。

食物来源

动物肝脏、动物血、猪瘦肉、牡蛎、贝类等是铁的优质来源，瓜子、核桃、腰果、红枣、葡萄干、菠菜、紫菜、海带等也可补充一定量的铁。

铁摄取不足是最常见的营养缺乏症。吸收量不足，即会出现贫血现象，表现为易疲劳、记忆力减退、精神无法集中、易怒、烦躁、头痛、心悸、怕冷、食欲不振、易感染。铁质缺乏会造成细胞携氧量不足，容易疲倦、虚弱、抗体制造减少，引发免疫力降低，容易感染。同时身体新陈代谢减缓，营养吸收不足，身体复原速度变慢。

铁摄取过量，会蓄积于肝细胞内，造成肝硬化。适量的维生素 C 及钙质，能帮助铁质的吸收。食物中的铁只有 10% ~ 30% 为人体所吸收，大部分被排出体外。此外，过多的维生素 E 及锌，会在肠道中与铁结合，减少铁吸收。食物中的磷酸盐、草酸、植酸也会干扰铁的吸收。

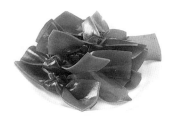

　　成年男子及停经女性，每日 12 毫克（相当于一份牛排含铁量），成年妇女每日 20 毫克，哺乳期为 24 毫克。由动物性食物中可吸收 10% ~ 30% 的铁，由植物性食物中只能摄取 2% ~ 10% 的铁，同时吃含维生素 C 的水果，可增加铁的吸收率。

化疗引发不适该怎么调整饮食

化疗药物在杀死癌细胞的同时，也杀死了健康细胞。至于不良反应的严重程度，则视健康细胞受损情况而定，当然也与使用药物的种类及次数相关。

一般抗肿瘤药物会抑制快速生长的细胞，如毛发的发囊细胞、肠黏膜细胞、红细胞等。虽然化疗药物开始杀死癌细胞时身体会感觉不适，不过这种不适只会持续数日，随后几周至数月会有所改善。

一般来说，每次治疗都会有几天不舒服，但整体趋势是朝着健康发展的。

通常化疗后会出现以下不适：

- 食欲不振、体重减轻。

- 恶心、呕吐。

- 味觉改变。

- 口干、口腔溃疡。

- 腹泻或便秘。

- 贫血、白细胞减少、免疫力降低。

根据这些不同症状，在饮食上可以对应调整，好让癌症患者获得更充足的营养与充沛的体力。

食欲不振、体重减轻

初期，化疗药物会抑制食欲，但在治疗期间，会随着病友情况而改善，食欲也会慢慢转好。此时，若发现食欲不振，体重也跟着减轻了，可尝试做以下的饮食调整：

调整用餐

- 少量多餐，一天七或八餐，不需依三餐时间进食。

- 用餐前，先做一些轻松运动，或是散散步，以促进肠胃蠕动。

- 准备一些开胃菜，或是平常喜爱吃的食物，以引起食欲。

- 在愉悦的环境及心情下进餐，如听轻松的音乐，准备漂亮的餐具或舒适的座椅。
- 可以视需要准备不同的调味料，让食物的味道更丰富，如辛辣味、酸甜味等。

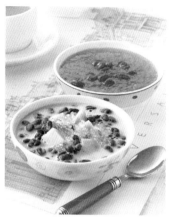

可多准备甜点，补充热量

- 可在两餐之间准备一些甜点，用来补充热量，如银耳百合汤、香芋奶露、野米桂圆粥，都是可以补充热量的可口食品。

补充营养

- 补充高热量、高蛋白质食物，如鱼、猪肉、鸡蛋、鸡肉、燕麦等。
- 补充维生素、矿物质，特别是维生素 B_1，可增进食欲。
- 若无法食用食物，则以营养补充品来补充，如专为癌症患者所调配的营养补充品。

恶心、呕吐

恶心和呕吐是化疗最常见的不良反应。癌症患者胃部不适的程度会依不同药物的作用而异，因此在化疗之前和之后，最好能选择清淡饮食。

一般在药物注射后 24 ~ 48 小时内，恶心、呕吐就应消失，若仍持续不减，则必须就医。通常化疗引起的恶心、呕吐可分为急性和延迟性两种。急性期是指在化疗后 24 小时内所发生的症状；24 小时后一直持续 3 ~ 5 天的恶心、呕吐，称为延迟性恶心、呕吐。止吐药对急性期的恶心、呕吐较为有效。服用止吐药，虽只有部分疗效，但仍应服用，以获得舒适感。

调整饮食

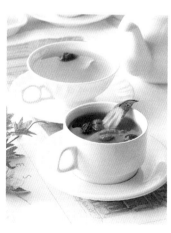

多选择饮品或酸咸性食物，可缓解胃部不适

- 食物温度要冷热适中，勿过冷过热，进食时也要细嚼慢咽，此外也可改用流质或半流质食物。
- 避免太甜、太油的食物，尽量食用脱脂牛奶、猪瘦肉、吐司等，可以果冻代替冰激凌，如杏仁冻等。最重要的是，绝对禁吃油炸食物。

- 饮用清凉的饮料可缓解胃部不适，或是多吃一些酸咸味的食物也有帮助，如紫苏茶、补气茶、梅子汁。
- 维持水分电解质的平衡，注意补充水分，可选择电解质水、运动饮料，喝水时要少量、缓慢喝，一次约 150 毫升即可。

调整用餐

- 少食多餐。
- 接受化疗前 2 小时应禁食。
- 服用止吐剂，也可服用维生素 B_6，以缓解症状。
- 严重时，请在医生建议下考虑静脉注射，补充液体。

味觉改变

味觉改变是化疗患者常见的不适症状，所有食物入口皆无味道，也会引不起食欲，食之无味会变得偏爱口味重的食物，加上对苦味敏感，对甜、酸味的敏感度反而减少，此时应该在饮食上增加辛味、酸味或咸味。

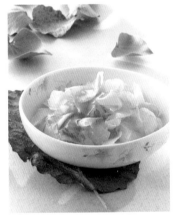

可选用甜酸味的食材烹调，提高食欲

调整烹调

- 使用气味浓重的食材和调味料烹煮食物，如番茄牛腩、百香木瓜、梅汁排骨等，这种带有甜酸味的食物可提高食欲。
- 经常变换烹调方法和食材。

调整饮食

- 食用清凉或温度适中的食物，也可服用舒咽茶、补气汤。

口干、口腔溃疡

接受化疗的患者，最痛苦的莫过于口干和口腔溃疡，会影响进食，此时建议进行以下饮食调整：

调整烹调

- 用少量的汤汁先润湿食物，食物软化后较容易吞咽。
- 改变食物的形态，如把肉块处理成肉泥，炒蛋改为蒸蛋，这样较容易入口。

调整饮食

- 避免刺激性的食物，例如过酸的果汁、辣椒酱，以免会刺激口腔溃疡处。
- 避免进食过冷或过热的食物，以免刺激黏膜。
- 改用吸管吸食液体，这样较易吞咽。
- 选择质软细碎的食物，如粥类、奶类。

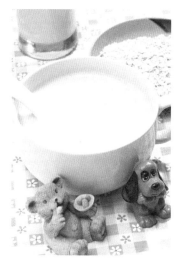

多选择质软细碎的食物如粥类、奶类，以利进食

调整习惯

- 注意口腔卫生，多漱口可清除口内的剥落物，还能润湿口腔。

腹泻

癌症患者如果一天所排的稀便次数多于 5 次，需采用少食多餐的方式进行营养补充，且摄取液体应达 2000 毫升以上，每次量则不要超过 150 毫升。若是 48 小时内腹泻仍未止住，或解出深绿色黏性便及血便时应立即就医。

建议饮食

- 腹泻严重时，要清淡饮食，可吃些米汤、清粥。
- 避免生食水果和蔬菜，可进食水果罐头或煮过的蔬菜。
- 选择少渣食物，如米饭、面条、鱼肉、蔬菜浓汤。

避免饮食

- 避免摄取高膳食纤维食物，如糙米、麸皮、麦片、全麦面包、豆类、坚果。
- 避免摄取容易胀气的食物，以免加重腹泻，可土豆、豆类、洋葱、红薯。

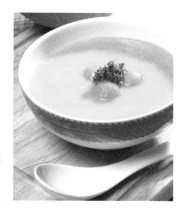

尽量选择清淡少渣的食物，如清粥、蔬菜浓汤等

便秘

化疗药物引起的便秘，经调整饮食后，症状会改善。

建议事项

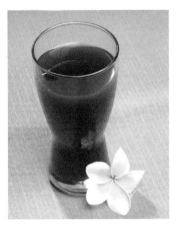

多选择可刺激肠蠕动的食物，如高纤的水果或果汁

- 多吃高膳食纤维食物，有助排便，如全麦类、糙米、水果、蔬菜等。若无法咀嚼吞咽，可利用果汁机打碎后食用。
- 选择可刺激肠蠕动的食物，如橘汁、麦麸、西梅汁、柠檬汁。
- 多补充水分，早晨空腹时，饮用温水或果汁，刺激肠蠕动。每日液体补充量应达 2000 ～ 2500 毫升。
- 适度运动，有助于排便。

贫血、白细胞不足、免疫力降低

接受化疗时，药物会暂时性抑制身体血细胞的制造，若抑制过强，会造成持续性出血或感染。

通常在两次化疗期间血细胞计数会较低。白细胞可对抗感染，减少时，抵抗力会变弱。红细胞可携带血液内氧气，若数目减少，会感觉寒冷、疲倦、呼吸短促及眩晕。血小板减少，则会发生牙龈、肠道出血。

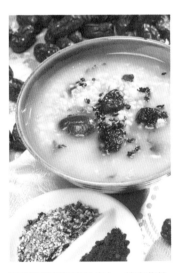

可利用药膳提高免疫力，补充营养

建议饮食

- 对症给予治疗和食物的补充，例如利用中药材或药膳来提升免疫力。
- 多吃一些补血、补气的食物，如党参、红参、黄芪、当归、枸杞子、菠菜、猪肝、牛肉、蛋黄、野米（菰米）、桂圆。
- 适量补充维生素和矿物质来帮助造血，如维生素 C、维生素 A、叶酸、维生素 B_{12}、铁、锌、铜。

化疗期间的饮食护理

除了饮食调理之外，还需注意患者进食时的心情、情绪、环境及食谱的搭配，调整口味以提升食欲，补充所需热量及重要营养素，以增强体力，提高免疫力。

少量多餐为原则

患者进食时以少量多餐为原则，以"吃得下"为前提，不勉强进食太多，以免造成反效果。建议可采用本书的套餐食谱，选择一样主食再搭配汤类或其他菜肴，不硬性规定一餐一定要吃三菜一汤，若担心热量摄入不足，再改以其他食物替代，例如本书所建议的点心类来补充即可。

饮食以清淡、易消化的食物为主

为患者准备的饮食，尽量以清淡、易消化的食物为主。

• 选择优质蛋白质食物来修补受损的细胞组织，如牛奶、鸡蛋、鸡肉、鱼、猪瘦肉、豆腐、豆浆等。

• 五谷类的选择，以小米、胚芽米、麦片等为主，较容易消化吸收。

• 蔬菜类以煮过、柔软、易吞咽为主，如红薯叶、菠菜、莴笋，都是含膳食纤维且口感细软的蔬菜。

• 水果可用果汁机打成泥状或果汁，将其做成果冻状较容易吞咽。

• 准备一些开胃的小菜或汤汁，如补气汤保健茶、百香木瓜、醋熘双色。

总之，家人要负担起调配食物的责任，同时也要注意变化菜色，以满足患者需求，让他能多吃一些食物补充体力。

调整饮食内容

家人在准备食物时，记得要调整饮食的内容，不能患者爱吃什么就吃什么，可参考以下原则：

- 减少甜味食物，多用酸咸口味。
- 食物温度适中，勿过热过冷。
- 避免患者不喜欢的食物气味。
- 烹调食物时可加调味品，口味可稍重（因为化疗时，患者的味觉变得迟钝，食之无味）。
- 选择体积小但热量高的甜点来补充，如奶酪糕点、西米露、芋泥。
- 每日蔬菜种类丰富，以达到"每日5蔬果"的标准，好让患者得到适量的维生素、矿物质、膳食纤维。

进食时宜细嚼慢咽

家人要记得叮嘱患者，进食时宜细嚼慢咽，勿狼吞虎咽，慢慢咀嚼可帮助消化。咀嚼时可使唾液大量分泌，唾液中的淀粉酶可帮助食物消化，还含有溶菌酶和分泌的抗体，可杀菌解毒，口中充分的咀嚼可使食物磨碎，减轻胃肠的负担，促进消化吸收。

以流质食物代替固体食物

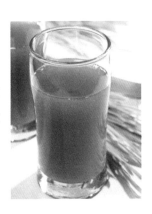

食欲太差而无法进食的患者可选择蔬菜汁和浓汤，或保健茶、点心类，来代替一般正常食物。只要吃进食物就会有体力，对于治疗过程才有支撑力量，也才有更好的疗效。

适当摄取营养补充品

若真的无法进食，且产生恶心、严重呕吐的症状，则必须考虑摄取营养补充品，否则会造成营养不良、体重下降、抵抗力减弱及无法接受持续的化疗，影响癌症的预后。目前市面上有许多品牌的营养补充品，都是依据患者营养需求设计的癌症专用医疗营养品。在选购时可先请教医师、营养师，再针对自身身体状况选用合适的替代品。

早饭宜早，午饭宜饱，晚饭宜少

癌症患者三餐进食要把握早饭宜早，午饭宜饱，晚饭宜少的原则。

首先早饭宜早，这是因为经过一夜睡眠，较有饥饿感，进食稀软食物能振作精神。一天当中以早晨最有食欲，要早点进食，不要错过良机。午饭宜饱，是说经过上午的活动，消耗体能，须增加食量补充体力。晚饭宜少，是因为吃得太饱或即将就寝，容易使食物停滞肠胃中导致消化不良，故不宜吃太饱。当然，晚餐吃饭时间也不要太晚，以睡前 3 ～ 4 小时为佳。

进食前后须适度活动

进食前后，如果能适度活动，不仅可以增强食欲，还能帮助消化。

建议进食前可做些轻微活动，如在室内走动，或是按摩腹部、刺激肠蠕动，以增加进食的胃口。进食后，则避免坐卧，可以散散步，以帮助消化，减轻腹胀。

不硬性规定进食时间

进食时间不要硬性规定，不一定要依照一日三餐时间来进食，可以顺应患者的需求，想吃才吃，不要让吃东西成为一种负担和压力。

不要勉强患者进食，以免伤脾胃

癌症影响消化功能、破坏黏膜细胞造成食欲降低，属于病理性厌食。也就是说，癌症引发的消化道功能障碍，如吞咽困难、食欲减低是必然的疾病过程。所以，家属不要因为准备了食物，而患者拒吃、不想吃就指责他，这样做反而会加重其自责心及压力，应该以同理心来感受，不强迫他们。

进食环境以安静舒适为主

进食环境以安静舒适为主。家人可准备患者喜爱的食物，配以色彩悦目的餐具、桌布，播放轻松音乐，在柔和的灯光下进食，都可增进食欲。这是因为柔和轻快的音乐及舒适整齐的环境都是一种良性刺激，可通过中枢神经系统调节人体的消化吸收功能，对食欲和情绪都有正面的影响力。

摄取足够的水分

在化疗期间每日摄取足够的水分（包含汤汁、饮料、白开水）是非常重要的，患者每日一定要喝足 2000 ～ 2500 毫升的液体。这是因为，水分不仅可排出化疗药物代谢产物，还能补充化疗后恶心、呕吐所造成的体液不足。

特别是服药期间，最好每天喝足够的水分，因为身体的黏膜组织受到药物的影响，会有口干、皮肤干燥、眼睛干燥的反应，必须补充水分来改善症状。

改变错误的饮食观念

从家人本身做起，和患者一同避免和改正一些错误的饮食观念。

• 患者不能盲目忌口，以免造成营养不良，致使体力衰弱。

• 一般情况下不要用静脉输液法来代替一般饮食，天然食物含有各种不同营养素，才能满足身体的需求，药物无法完全代替食物。

• 食品价格与营养素不能画等号。价格高昂的食物所含的营养素，不一定完全符合人体需求，选择天然、当季、当地出产的食物是最佳的。

• 只喝汤不吃肉是不行的，比如炖鸡汤若只喝肉汤，不吃肉，不仅蛋白质未摄取到，还喝进了油脂。

• 不吃蔬菜、不吃肉接近断食疗法，使身体得不到营养，只会促使病情恶化。

• 过分强调饮食清淡，会造成营养不足。

• 只吃肉、不吃菜，过多的蛋白质身体无法消化，造成肾脏负担；或是只吃菜、不吃肉，造成蛋白质不足，无法修补受损的细胞组织，都是偏食行为，会造成营养摄入不均衡。

家属的陪伴和鼓励

家属的陪伴及鼓励，能提升患者进餐的意愿。如果能与患者共同用餐，在语言、行动上给予患者鼓励支持，让他感受到他对家人是非常的重要，他的行为举止也影响全家的气氛，而刺激他有意愿试着去吃。

总之，在化疗期间要逐渐调整饮食习惯，加强身体活动力，

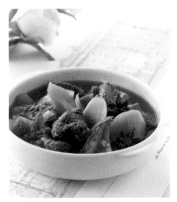

肉类及蔬菜应均衡摄取，过分强调饮食清淡，易造成营养不良

保持精神愉快，耐心地治疗疾病，不把自己当病人看待，对自己要有信心及常保一颗快乐的心，如此便可增强身体免疫力，顺利度过化疗的煎熬期。

危险的致癌食物

许多危险食物属于致癌原，混合在其他食物中进入人体而引发细胞突变。突变的细胞若经过修正即恢复为正常细胞，不会变为癌细胞，若无法进行细胞修复即成为致癌因子，会诱发及促进肿瘤的发展。即使致癌物质虽微量，但长年累月刺激也会诱发癌症。

为了家人及自己的健康，在选用食物时务必考虑可能的致癌原，并妥善保存食材，有效预防致癌原的产生才能吃得健康。

常见食物致癌物

致癌原	来源	诱发癌症	预防
黄曲霉素	农作物在栽培、收成、贮藏加工的过程中最易受到霉菌污染，黄曲霉素是已知最强烈的致癌原，10微克即具有致癌性 常见于玉米、花生、稻米、小麦、牛肉干、花生酱等	流行病学研究指出，人类肝癌的发生率与其生活中黄曲霉素污染程度成正比	将干果、种子、谷类食物密封于干燥容器内，或选用真空包装食品。如五谷类发现有发霉情形则全部丢弃，不可只去除上面的霉物而保留下层食物，因为霉菌会深入食物内部
亚硝酸盐	经由食物间相互作用产生的，如亚硝酸盐与含胺食物作用可形成亚硝胺 亚硝酸盐常见于肉类（火腿、香肠、热狗等）；胺类则常见于海产品	胃癌、肝癌、鼻咽癌	维生素C、维生素E、多酚化合物可抑制亚硝酸盐与胺结合为亚硝胺，可多吃富含上述物质的蔬果来中和毒性，如猕猴桃、橙子、柿子椒等

续表

致癌原	来源	诱发癌症	预防
人工形成的致癌物	烹调不当可产生致癌物，如烧烤、烟熏、油炸或腌渍食物都可能产生致癌物质，引发细胞突变 动物性蛋白质食物经高温加热后会产生多环芳香烃，引发癌症 富含蛋白质的食物，如经烧烤温度250℃、油炸温度175℃，皆易产生多环芳香烃	直肠癌、乳腺癌、膀胱癌、肺癌、鼻咽癌	• 防止致癌物产生，勿直接将食物与火接触，可用铝箔纸包好食物 • 多用炖、蒸、小火慢煮，少用炭烧、烧烤、烟熏、高温油炸等烹调方式
食品添加剂	在食品制造过程或加工中为了保存而添加的物质，包括着色剂、调味剂、杀菌剂、改良剂	有的化学添加剂会影响肾脏、肝脏功能，破坏细胞、导致癌症	• 少吃加工食品、罐头食品、方便食品，多吃含谷类新鲜食物、有机蔬果 • 少吃精制食品，如白米、白糖、白面，经过加工后营养素流失，且易残留加工原料 • 选择安全食品，包装完整、标示清楚且有认证的食品，注意制造及有效日期，制造日期3个月内食品更安全 • 许多食品添加剂无色、无味，无法辨识，长期使用可能会超过安全量，对人体会造成伤害 • 多吃高纤食物，如新鲜蔬菜水果，帮助肠道排毒

续表

致癌原	来源	诱发癌症	预防
酒精	多项流行病学研究指出，酒精在促进癌症方面扮演重要角色，如高浓度酒品高粱酒、威士忌；酒精性饮料等	• 长期喝酒会增加锌及维生素的流失，使免疫球蛋白及T细胞减少，降低免疫反应，影响免疫功能 • 会直接刺激组织上皮细胞、破坏黏膜，使机体易受到致癌原的入侵。如长久饮用高浓度酒罹患食管癌危险性增加 • 酒精为协同致癌原，如黄曲霉素存在于米酒内，更易入侵肝细胞引发肝癌	禁酒，不饮用酒精饮料
高脂食物	含饱和脂肪酸、反转式脂肪酸的食物，如牛奶、奶油、酥油、饼干、炸薯片	脂肪过多，在体内氧化为脂质过氧化氢，再转为氢氧自由基破坏细胞，引发癌症。过多的脂肪会抑制免疫细胞的功能。易引发乳腺癌、结肠癌、胰腺癌等	• 多摄取健康油脂，亚麻子油、橄榄油、鱼油 • 食用油变质，颜色变深，必须丢弃 • 多摄取高纤食物，帮助肠道排毒 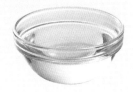

对癌症有利的食物

有利于癌症防治的饮食

癌症类别	有益食物	成分及作用
肝癌	蜂胶（酒精萃取液）	其有效成分可抑制肿瘤血管再生，具抗癌效果
	补中益气汤	含人参皂苷、黄芪多糖等，可抑制肝癌细胞增生
胃癌、肠癌	蔬果、全谷类	富含膳食纤维、低脂，可减少罹患消化道癌的概率
	鱼油	含DHA、EPA，能有效预防结肠癌
	人参	含人参皂苷，诱发癌细胞死亡
	牛奶及奶制品	含有钙及天然防癌成分（乳清蛋白），可预防结肠癌
肺癌	蜂胶（酒精萃取液）	促进巨噬细胞功能，抑制脂质过氧化，能抑制肺癌的形成
	富含番茄红素的蔬果	可促进癌细胞凋亡，抑制癌细胞增生尤其是防二手烟的伤害
前列腺癌	鱼油	含DHA、EPA，能抑制癌细胞增生
	大豆	含异黄酮，可抑制癌细胞增生
皮肤癌	葡萄子	含多酚，可清除紫外线照射引发的自由基，具抗氧化作用，可保护皮肤
宫颈癌	姬菇	针对妇科癌症，可增强自然杀伤细胞活性，改善化疗不良反应，如虚弱、食欲不振等
	含番茄红素及维生素A的食物	预防人类乳头状病毒（HPV）感染，防止宫颈病变

续表

癌症类别	有益食物	成分及作用
乳腺癌	大豆及其制品	含异黄酮，抑制癌细胞生长及诱发凋亡
	小麦、大麦、荞麦、燕麦等	含肌醇，具抗癌及抗细胞增殖作用
	柑橘类及橘皮	含类黄酮及柠檬烯，抑制致癌物形成及癌细胞的增生
	鱼油	含EPA、DHA，可抑制癌细胞生长
	深绿色蔬菜	含叶黄素，具抗氧化作用，防止细胞被破坏。其中十字花科蔬菜含硫氰酸盐、异硫氰酸盐，具抗癌作用

注：参考《各种疾病的自然疗法》

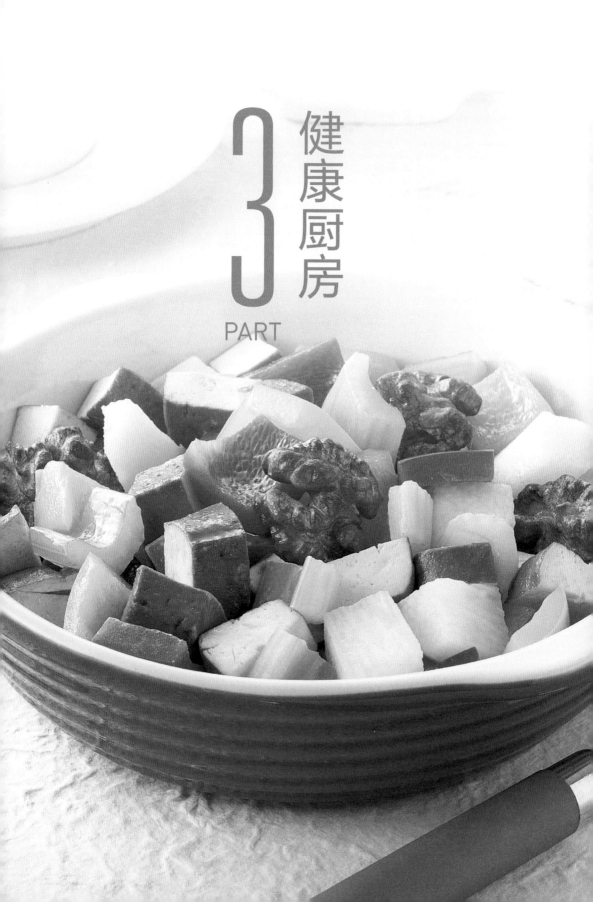

3
PART

健康厨房

化疗期间食材准备

化疗期及恢复期该吃些什么？不该吃什么？辅助性中药材要如何搭配？食欲不振时要如何调整？

在饮食准备上，患者及家人总有满满的疑惑和困扰，本章将重点提供抗癌食材及辅助性中药材、调味品、酱汁，让患者有所选择并可依据原则变化饮食。

7 色辅助化疗饮食的抗癌食材

对许多患者而言，一天要摄取7色食材是有困难的。建议以2～3天为一循环，将红色、黄色、绿色、褐色、白色、紫色、黑色食材进行不同搭配，才能提供足够的营养素，增强人体免疫力。

32 种辅助化疗饮食的中药材

患者可在治疗的前、中、后期及恢复期，选用适合自己体质、药性温和的中药材，搭配食物做成药膳，可改善体质、增强肠胃功能。

15 种辅助化疗饮食的调味品

患者在化疗期可能因为不良反应，产生食欲不振、味觉改变等现象，影响饮食的习惯及口味。因此我们可多添加特殊调味品以改变食物味道，使食物更加美味，也能配合患者的需求，增加营养素的摄取。

6 种辅助化疗饮食的酱汁

运用各种天然食材便能调制出变化多端的酱汁口味，不但食材取得方便，做法也快速简易，可增进食欲，补充治疗时所需营养素。

7 色辅助化疗饮食的抗癌食材

　　一天当中要将 7 色食物完全摄取到，对许多人来说是有困难的，建议可以 2 ~ 3 天为一循环，将 7 色食物完全摄取，或者至少在每周的食材采购上将 7 色食物考虑进去，才能提供身体足够的营养素，增强免疫力。

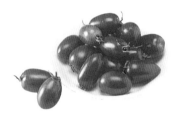

红色食物

★番茄、葡萄柚、红辣椒、虾、三文鱼等都属于红色食物。

　　番茄、葡萄柚所含的番茄红素、β- 胡萝卜素、维生素 C 及硒，都具有强效抗氧化作用，能保护细胞膜。

　　红辣椒的辣椒素，具抗氧化功能。

　　虾、三文鱼所含的虾青素、牛磺酸及维生素 E，都具有抗癌功效。

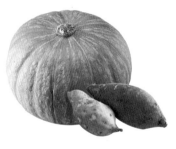

黄色食物

★胡萝卜、南瓜、红薯、玉米、黄豆、蛋黄、橘子、橙子等属于黄色食物。

　　其中胡萝卜、南瓜、红薯所含的 β- 胡萝卜素、叶黄素、维生素 C，都具有抗癌功效。

　　玉米所含的玉米黄素、膳食纤维，可帮助排出体内毒素，预防肝癌，且含有的维生素 B_2 具有促进细胞再生和脂肪代谢的功能。

　　黄豆含异黄酮、配糖体及维生素 E，具抗癌、抗氧化功能。研究证实，异黄酮可抑制癌细胞增殖，预防前列腺癌、乳腺癌。

　　蛋黄含卵磷脂、维生素 B_1 及维生素 B_2。卵磷脂有健脑、保护心血管的作用。研究指出，成年人每天吃 1 个鸡蛋，年长、胆固醇高者，一周食用 2 ~ 4 个鸡蛋对身体有益。

橘子、橙子等柑橘类含 β- 胡萝卜素、β- 隐黄素、维生素 C 及香豆素。β- 隐黄素可抑制致癌物，保护细胞不受伤害，其抗癌功效比 β- 胡萝卜素还高。

绿色食物

★菠菜、韭菜、西蓝花、白菜、莴笋、油菜、豌豆、猕猴桃、绿茶等都属于绿色食物。

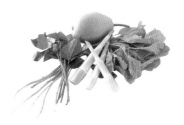

绿色蔬菜富含叶绿素、维生素 C，它们具有抗氧化作用，能防止细胞受伤害。

菠菜还富含叶酸，可改善贫血，以及控制初期癌变，同时修补受损的基因。而韭菜含有的硫化物能消灭致癌物，抑制癌症发生。

莴笋其香味成分为紫苏醛，具杀菌和抗癌作用。豌豆则含有大量叶酸、膳食纤维，具有抗癌功能。

十字花科蔬菜如西蓝花、白菜、油菜等，含有异硫氰酸盐、吲哚、萝卜硫素等，有利于抑制致癌物的作用。

猕猴桃含胡萝卜素、叶绿素、维生素 C 及单宁酸，尤其是单宁酸为强力抗氧化物，可防癌。

绿茶的苦涩成分来自儿茶素，它具有较强的抗氧化能力，也能抑制细胞突变，活化免疫功能。

褐色食物

★五谷杂粮、菇类、坚果类等都属于褐色食物。

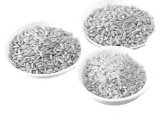

全麦面及其制品含有硒、类黄酮、膳食纤维、B 族维生素，如果制作过程中能保留麦子外壳粗糙部分，营养更完整。维生素 E、类黄酮可防止细胞癌变，膳食纤维则可促进肠道排毒。

五谷杂粮类，如小米、麦片、糙米、米糠及麦麸，都含膳食纤维、B 族维生素及维生素 E，可抑制癌细胞活动，降低癌症发生率。

菇类如香菇、姬菇等，都含 β- 葡聚糖，能提升免疫力，抑制癌细胞，促进巨噬细胞和自然杀伤细胞活化。

坚果类如杏仁、开心果、核桃等，含有维生素 E、亚麻酸、硒、植酸及鞣酸，有助于增强白细胞吞噬功能，破坏癌细胞。

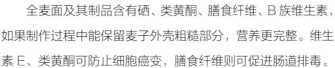

白色食物

★白萝卜、洋葱、大蒜、牡蛎、干贝、鸡肉、牛奶及奶制品等都属于白色食物。

白萝卜含异硫氰酸盐和硫化氢，能使分解致癌物的酶活化，抑制癌症。此外，萝卜味道越辛辣，对人体越有益处。

洋葱、大蒜含大蒜素，具抗氧化作用，能预防细胞癌化。另外，大蒜富含锗，可促进体内合成有抗癌作用的干扰素及巨噬细胞。

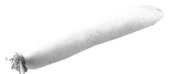

牡蛎含牛磺酸、锌及维生素 E。锌是细胞再生的重要物质，可强化免疫功能，人体内有 200 种酶中含锌，锌是不可缺少的微量元素。

干贝含牛磺酸、硒、锌及肌苷酸。牛磺酸可提升肝脏解毒功能；肌苷酸是核酸成分，可促进细胞再生，与其他成分共同作用可滋补身体。

鸡肉含蛋白质、维生素 A，维生素 A 是抗氧化剂，可防癌。鸡肉所含蛋白质是优质蛋白质，可提升人体免疫功能。此外，鸡蛋所含胶原蛋白可强化皮肤、骨骼功能。

牛奶及奶制品含乳铁蛋白。乳铁蛋白可抑制肠道坏菌的繁殖，增加有益菌。研究指出，乳铁蛋白可活化免疫细胞，直接攻击癌细胞。

紫色食物

★紫苏、蓝莓、紫甘蓝、紫薯、紫葡萄等都属于紫色食物。

紫苏含紫苏醛、原花青素、维生素 C 等。紫苏醛具强力除臭、杀菌、抗癌作用；原花青素则有强大抗氧化作用，可预防癌症。另外，紫苏油含丰富的亚麻酸，可预防癌症。

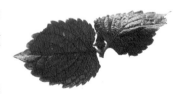

蓝莓含原花青素、维生素 C 及维生素 E。可避免自由基对微血管的伤害，还可促进视网膜的再生。

紫某蓝含原花青素、盐、吲哚。建议紫甘蓝生食更佳。

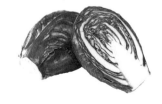

紫薯富含胡萝卜素、原花青素、膳食纤维和维生素 C，对抑制自由基损伤大有益处。

紫葡萄含有多酚类化合物（儿茶素、黄酮类化合物等），多酚类可相互结合,发挥强效的抗氧化作用,预防癌症和慢性病。

黑色食物

★海带、黑芝麻、黑豆等都属于黑色食物。

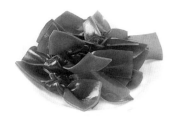

海带含胡萝卜素、海藻酸及多糖。海带多糖可促使癌细胞死亡。

黑芝麻含原花青素、芝麻素、维生素 E。具有防癌、抗癌，提升肝脏功能，预防肝癌的作用。

黑豆含黑色素、花青素、大豆异黄酮及维生素 E。黑色素是其特色，具有抗氧化和调节血糖的作用。

32 种辅助化疗饮食的中药材

由于西医化疗药物在杀害癌细胞时也伤害了正常细胞，这种毒性和损伤会使患者免疫力降低，无法继续接受治疗，也会影响疗效。

因此在治疗的前、中、后期，若能选用适合体质、药性温和的中药材，搭配天然食物做成药膳，不仅可以协助改善体质、增强肠胃功能、提高免疫力，还可防止癌症的转移，同时提高治愈率，进而改善生活质量、延长寿命。

中草药在化疗饮食中的辅助作用

不同的中草药含有不同的活性成分，具有独特的治愈力。但中草药的特征是作用缓和，温和改善体质，所以需要一段时间才能看出效果。

每一种中药材都含有多种活性成分，每一个中草药组方均为复方，含有上百个化学成分。复方免疫抗癌中草药具有杀死癌细胞，刺激免疫力的作用。

中草药具有以下的辅助作用：

- 帮助恢复体力、防止病灶转移，可喝四君子汤。

- 减轻化疗不良反应，如恶心、呕吐时，可饮用紫苏茶、舒咽茶。

- 改善肠胃功能、增进食欲，可食用四神糙米粥。肠道是人体最大的免疫器官，全身有 30% 免疫细胞集中在肠道。食物在肠道消化吸收后进入血液，运送至全身滋养组织细胞，提升免疫力。

- 提高人体免疫力和抗癌力，可饮用白术抗癌茶。

- 提高生活质量，延长寿命。

针对化疗反应，所选用的中药材及主要作用可分为五类：

- 补养气血：黄芪、西洋参、当归、党参、红枣，适用于气血亏虚。

- 健脾和胃：陈皮、白术、党参、茯苓、薏米、生姜，适用于消化不良。

- 滋补肝肾：银耳、生地、枸杞子、红枣，适用于全身疲乏、白细胞减少。

- 清热解毒：金银花、菊花、板蓝根、蒲公英、甘草，适用于炎症反应。

- 提升血细胞数量（提升免疫力）：枸杞子、当归、西洋参、黄芪、党参、五味子、红枣、白术，适用于免疫力低下。

黄芪

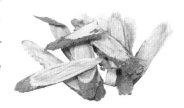

★所含多糖、氨基酸及黏液质成分，能增加血清白蛋白含量，同时能改善血液循环，促进细胞活力代谢。另外，其含有的硒是对抗癌症的有效成分，能增强白细胞的吞噬功能，增强免疫力，降低化疗的不良反应。

- **性味**：味甘、性微温。
- **食用部分**：豆科植物，黄芪的根。
- **一般功效**：能补气止汗、生津止渴、强心补脾、增强免疫力，并可抑制病毒，保护肝脏。

党参

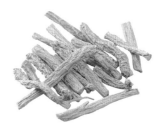

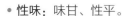

★能增加巨噬细胞的吞噬功能，提高淋巴细胞的免疫功能。

- **性味**：味甘、性平。
- **食用部分**：桔梗科植物，党参的根。
- **一般功效**：能补气益血、生津、补肺气、健胃、补脾。

白术

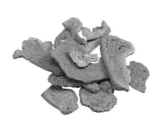

★可提升白细胞数量，促进细胞免疫，增加免疫细胞的吞噬作用。

- **性味**：味甘苦、性温。
- **食用部分**：菊科植物，白术的根茎。
- **一般功效**：健脾益气、抗老化、抗氧化。

甘草

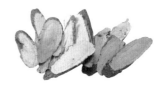

★所含甘草酸可提升白细胞数量，其含有的甘草多糖可刺激合成干扰素，调节免疫功能。

- **性味**：味甘、性平。
- **食用部分**：豆科植物，甘草的根和茎。
- **一般功效**：补气润肺、清热解毒、缓解疼痛。

西洋参（粉光参）

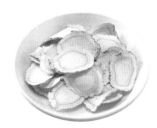

★所含人参皂苷可增强自然杀伤细胞的活性，增强人体抵抗力。

- **性味**：味甘苦、性凉。
- **食用部分**：五加科植物，西洋参的根。
- **一般功效**：清虚火、养胃生津。

麦冬

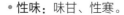
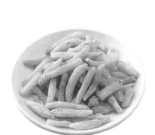

★能抑制癌细胞增殖，增强免疫功能。

- **性味**：味甘、性寒。
- **食用部分**：百合科植物，麦冬的块根。
- **一般功效**：滋阴、生津润肺、止咳利咽。

五味子

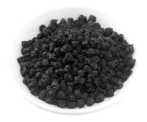

★具抗病毒功效，可抑制黄曲霉素诱发肝癌。

- **性味**：味酸、性温。
- **食用部分**：木兰科植物，五味子的果实。
- **一般功效**：敛气止汗、益气生津、止泻、保护肝脏，兴奋中枢神经系统，提升注意力和体力。

何首乌

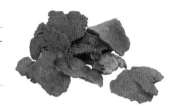

★ 能增强免疫系统的吞噬作用，增强细胞免疫功能，同时
增加抗氧化作用，清除自由基。

- **性味**：味甘苦、性微温。
- **食用部分**：蓼科植物，何首乌的块根。
- **一般功效**：可补肝肾、益精血、乌须发、降血脂，预防骨质疏松。

茯苓

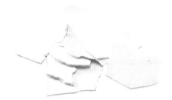

★ 所含茯苓酸能抗肿瘤；茯苓多糖可提高免疫力，诱生干扰
素，抗病毒，减轻化疗的不良反应。

- **性味**：味甘淡、性平。
- **食用部分**：多孔菌科植物，茯苓的干燥菌核。
- **一般功效**：健脾利湿、补肾、安神、利尿、镇静，还能调节
中枢神经。

芡实

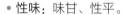

★ 能增强胃肠功能，提高免疫力。

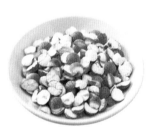

- **性味**：味甘、性平。
- **食用部分**：睡莲科植物，芡实的种子。
- **一般功效**：健脾、止泻、固肾、祛湿。

莲子

★ 可提高抗氧化酶的作用，防止自由基的破坏。

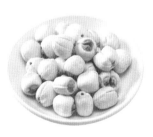

- **性味**：味甘涩、性平。
- **食用部分**：睡莲科植物，莲的种子。
- **一般功效**：补脾胃、益心智（安神）、止泻痢。

山药

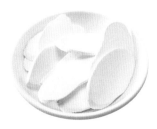

★ 能促进 T 细胞增殖，增强免疫力，延缓细胞衰老，所含多糖具有滋补作用，可作为癌症患者的滋补佳品。

- **性味**：味甘、性平。
- **食用部分**：薯蓣科植物，薯蓣的块根。
- **一般功效**：具有调理脾胃、补肾益肺的疗效，是滋补、敛汗、助消化、止泻的食疗药。

薏米

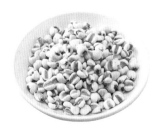

★ 能增强人体抗病力，提高白细胞吞噬能力，有助于疾病的康复。此外，薏米酯具抗癌作用，对胃癌、肠癌及宫颈癌有不错的食疗作用。

- **性味**：味甘淡、性凉。
- **食用部分**：禾本科植物，薏米的种子。
- **一般功效**：健脾利湿、解热镇痛、舒筋脉。

百合

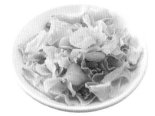

★ 含 β- 胡萝卜素、维生素 B_1、维生素 B_2，具抗氧化作用，所含秋水仙碱可抑制癌细胞的有丝分裂。

- **性味**：味微苦、性平。
- **食用部分**：百合科植物，鳞茎的鳞片叶。
- **一般功效**：润肺止咳、清心安神。

银耳（白木耳）

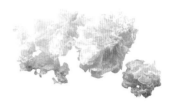

★能抑制肿瘤生长，提高白细胞数，增强免疫力。其所含银耳多糖可增强巨噬细胞的吞噬能力。

- **性味**：味甘淡、性平。
- **食用部分**：银耳科植物，真菌银耳的子实体。
- **一般功效**：滋阴润肺、安神补脑、益气生津、保肝抗疲、降脂控糖。

红枣

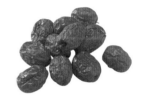

★能提升白细胞数，所含三萜类化合物具抗癌活性，能增强免疫功能。

- **性味**：味甘、性温。
- **食用部分**：鼠李科植物，枣的成熟果实。
- **一般功效**：补中益气、补脾养血、调和营养、解毒保肝。

枸杞子

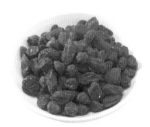

★能增强巨噬细胞的吞噬功能，提升免疫球蛋白数量，其所含枸杞多糖可调节内分泌，含有的有机锗具抗氧化功能，对肿瘤生长有抑制作用。

- **性味**：味甘、性平。
- **食用部分**：茄科植物，宁夏枸杞的成熟果实。
- **一般功效**：养肝肾、强筋骨、益精明目、宁神益智、润肺止渴、乌发。

白芍

★帮助血细胞再生，提升免疫力。

- **性味**：味苦酸、性微寒。
- **食用部分**：毛茛科植物，芍药的根。
- **一般功效**：养血保肝、缓急止痛、解痉。

桔梗

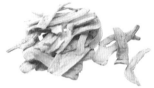

★能增强巨噬细胞的吞噬作用，可增强溶菌酶活性以及白
  细胞的抑菌能力。

- **性味**：味苦辛、性平。
- **食用部分**：桔梗科植物，桔梗的根。
- **一般功效**：化痰、利咽、排脓。

胖大海

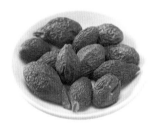

★能增加肠蠕动，促进排毒，减轻化疗后出现咽喉不适。

- **性味**：味甘、性凉。
- **食用部分**：梧桐科植物，胖大海的种子。
- **一般功效**：清热、润肺、利咽、解毒、通便。

薄荷

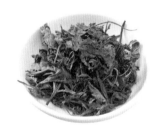

★可减轻化疗后口腔黏膜发炎、疼痛，具抗病毒和抗氧化
  作用，预防上呼吸道感染。

- **性味**：味辛、性凉。
- **食用部分**：唇形植物，薄荷的叶片或全草。
- **一般功效**：解毒疏风、散热发汗、利咽喉、消炎镇痛。

菊花

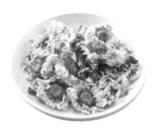

★含黄酮类成分，有抗炎和抗氧化的功能。

- **性味**：味甘苦、性凉。
- **食用部分**：菊科植物，菊花的干燥头状花序。
- **一般功效**：解热消炎、消肿、杀菌、明目、镇静。

金银花

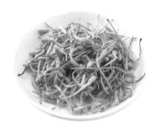

★能促进白细胞的吞噬作用。已有研究发现，金银花可用于治疗肝癌，还可改善化疗造成的口干症，缓解疼痛。

- **性味**：味甘、性寒。
- **食用部分**：忍冬科植物，忍冬的花蕾及初开的花。
- **一般功效**：清热解毒、消炎利尿、杀菌。

紫苏叶

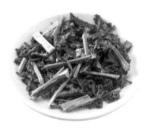

★紫苏油具有抗癌作用。

- **性味**：味辛、性温。
- **食用部分**：唇形科植物，紫苏的嫩枝和叶。
- **一般功效**：发散风寒、抑菌、解热、镇静、止呕。

乌梅（酸梅）

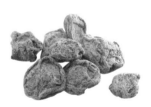

★促进唾液分泌，增强身体的免疫功能，增强白细胞吞噬作用。

- **性味**：味酸涩、性温。
- **食用部分**：蔷薇科植物，乔木梅的果实。
- **一般功效**：生津、止泻、止血、敛肺止咳、抑制皮肤真菌。

玫瑰花

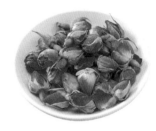

★可帮助缓解焦虑不安的情绪，改善消化不良。

- **性味**：味甘、微苦，性温。
- **食用部分**：蔷薇科植物，玫瑰的花。
- **一般功效**：理气解郁、和血散瘀。

茉莉花

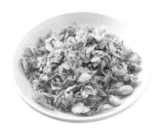

★能清虚火，缓解口腔溃疡，改善食欲不振和腹胀。

- **性味**：味甘、性温。
- **食用部分**：木犀科植物，茉莉的花。
- **一般功效**：清热、利湿、解表、益气。

陈皮

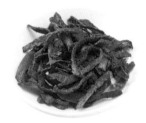

★可改善食欲，增强体力。

- **性味**：味苦辛、性温。
- **食用部分**：芸香科植物，褐橘的果皮。
- **一般功效**：理气健脾、燥湿、化痰、止呕。

大料（八角）

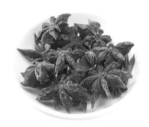

★具有健胃、祛寒、消胀气的功能，可改善化疗所造成的食欲不振和消化不良。

- **性味**：味辛甘、性温。
- **食用部分**：木兰科植物，八角茴香的果实。
- **一般功效**：温中散寒、理气解毒、促进肠胃蠕动、缓解腹痛。

地骨皮

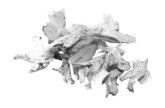

★可退虚火、防暑热。

- **性味**：味甘、性寒。
- **食用部分**：茄科植物，枸杞的根皮。
- **一般功效**：有清虚热、凉血止血的功效，还能降血压、抗过敏、降糖降脂。

石花菜

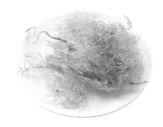

★含丰富的膳食纤维，可促进肠道排毒。

- **性味**：味甘、性寒。
- **食用部分**：藻科植物的全草。
- **一般功效**：促进新陈代谢、调理体质、帮助肠胃消化、增进食欲。

杏仁、杏仁粉

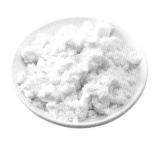

★所含苦杏仁苷有抗癌作用，可改善癌细胞的代谢，强化白细胞的吞噬功能。此外，杏仁干燥粉末能有效抑制黄曲霉素。常吃杏仁有抗癌、防癌的作用。

- **性味**：味甘、性平。
- **食用部分**：蔷薇科植物，杏的种子。
- **一般功效**：止咳平喘、润肠通便。

15 种辅助化疗饮食的调味品

患者在治疗期由于不良反应的影响，会出现食欲不振、口干、味觉改变或消失等现象。因此在食物中添加特殊调味品，不仅能改变味道，增加食物的美味，更能满足患者的饮食需求，以达到增进营养摄取、促进身体复原的效果。

尤其是化疗后许多食物的禁忌和烹调方法的改变，与一般传统菜肴烹调法不同。如果是烹调出的食物味道过于清淡有些患者无法接受，进而影响食欲，此时适当添加不同的调味品，可改变此情况。

本书食谱强调少油、少盐、少糖的自然烹调法，通过运用调味料来做凉拌菜、果冻、甜点，改善食物的形态，使食物更加美味，增进患者的食欲。而这些调味品也可增加特殊营养素成分的摄取，以补充营养不足，如三宝粉、小麦麸、牛蒡香松、玫瑰盐，可提供膳食纤维、B 族维生素、维生素 E、钙、铁等。

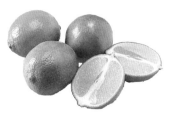

当然，一般的天然调味料也可以自己动手制作，运用各种天然食材调制出变化多端的梅汁、味噌酱汁、香椿酱汁、酱醋汁、柠檬酱汁等。此外，依据所选用的材料不同，可以将味道区分为酸味、甜味、香味、辣味及其他，这些不同食材不仅能使烹调出的食物更具色、香、味，还能帮助改善患者食欲。

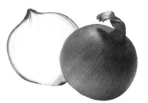

- 酸味：柠檬、菠萝、橙子、百香果。
- 甜味：甘草、蜂蜜以及各种带有甜味的水果。
- 香味：香菜、芹菜、大料、花椒、罗勒、韭菜、薄荷、紫苏、香椿。
- 辣味：咖喱、大蒜、芥菜、胡椒、姜。
- 其他：具特殊气味的食材也可当调味料，如芝麻、杏仁、香菇、葱、洋葱、番茄。

以下将逐一介绍 21 种调味品，包括 6 种自制酱汁，这些调味品在一般生机饮食店都可选购到，其成分大部分为天然食物。最天然的食材即是最好的食物，也能为身体带来最大的好处！

玫瑰盐（安地斯矿盐）

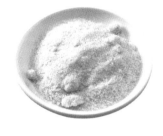

★富含铁，能补充铁、促进造血功能，其含有的水溶性钙离子
好消化吸收，可预防骨质疏松症。

- 成分：原产于南美洲玻利维亚境内的安第斯山（海拔 4000
米），是天然玫瑰盐矿，矿藏深，未受过任何污染，是极珍
贵的盐，保留了天然矿物质成分。其内富含钙、铁等多种微
量元素，是水溶性矿物盐。
- 用途：可作为一般调味料使用，还能用来沐浴、泡澡，有美
容效果。

红冰糖

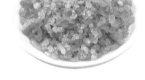

★可增加甜味，补充热量，恢复体力。

- 成分：由粗蔗糖加工制造，含钙、钾及铁等矿物质，未经漂
白和脱色，能保持更多的营养成分。
- 用途：可用于甜汤料理，或是腌制醋酒、泡菜。

葛根粉

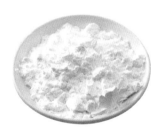

★有退热、生津止渴的功效。化疗期间食用，可帮助降虚火，
缓解口腔溃疡的不适感。

- 成分：有机葛根分离出的淀粉，外观看起来像普通淀粉。
- 用途：除了可调味外，还可作勾芡使用，也做成汤圆、糕点，
还可以直接冲泡成黏稠的浓汤来喝。化疗期使用，本品可补
充热量。

调味酵母粉

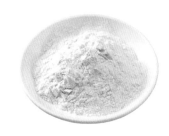

★可刺激食欲，增加体力，消除紧张感，缓解疲劳。

- 成分：纯酵母提取物，外观呈粉末状，含丰富的 B 族维生素。
- 用途：取代味精能使菜肴味道更鲜美，素食者若常用酱油、味噌等调味，建议尝试酵母粉，使菜肴的味道更佳，也可以作为火锅汤底用料。

啤酒酵母粉（藻片）

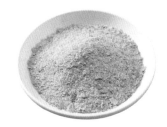

★可促进消化，改善便秘，提升食欲。

- 成分：酿造啤酒时所产生的副产品，而非啤酒残渣，是过滤后沉积在底层，也是麦汁最营养的部分。啤酒酵母粉属于天然综合维生素，含丰富的 B 族维生素、膳食纤维、硒、钾、磷，且 50% 以上是蛋白质，被称为"素食者的鸡精"。
- 用途：可加入牛奶、酸奶、玉米汤、味噌汤中，或是用来腌制泡菜，加入精力汤内也不错。

三宝粉

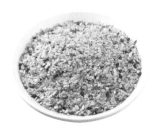

★可促进新陈代谢，增强食欲，也是抗氧化、抗癌的好帮手。

- 成分：包含小麦胚芽（熟）、啤酒酵母、黑芝麻、白芝麻、海藻粉等成分，含丰富的 B 族维生素、维生素 E、大豆卵磷脂、核酸、胆碱、植物蛋白质。
- 用途：可加入果汁、牛奶、豆浆中，或是加入生菜沙拉、凉拌菜中，也可和米饭、饭团、寿司搭配。

小麦麸（全麦酥）

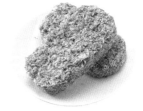

★可促进肠蠕动、预防便秘，长期食用可调理生理功能，
　增强体力。

- 成分：含丰富的不可溶性纤维、铁、维生素 B_1、维生素 B_2
　及叶酸，是高膳食纤维、高铁、低热量食品。
- 用途：可添加于牛奶、果汁、酸奶中增加口感，或是作为凉
　拌生菜、果酱、巧克力酱的添加料。

牛蒡香松

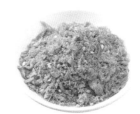

★可提供蛋白质和膳食纤维，补充体力、促进身体排毒。

- 成分：含牛蒡、大豆、芝麻、盐、橄榄油及葡萄子油。
- 用途：可添加在米饭或粥当中增添口感，或加入蔬菜、三明
　治、寿司内。

吉利丁（明胶粉）

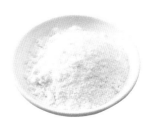

★富含膳食纤维，可促进肠道排毒，增加饱腹感。

- 成分：红藻萃取物，由无污染麒麟菜萃取，含植物性天然海
　藻胶质，富含水溶性膳食纤维，不含防腐剂和人工色素。
- 用途：可直接冲泡制成各种质地滑嫩的果冻、肉冻，以此来
　改变食物形态，有利于化疗患者吞咽。

香椿酱（香椿嫩芽）

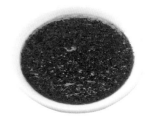

★其抗氧化作用强，能增强免疫力，可作为防癌保健食品，有健脾、消炎、解毒功效，可辅治食欲不振、肠炎等病症，还能祛风散寒、止痛。

- 成分：为香椿的嫩叶，味苦性平，富含维生素 C、胡萝卜素、叶绿素及钙质，具强力抗氧化性。
- 用途：香椿酱需冷冻保存。其具独特味道，鲜香甘美，可作为炒饭或是拌面的调味料，也可用于凉拌菜中。

有机番茄酱

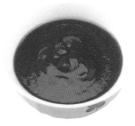

★番茄酱由成熟番茄加工而成，番茄红素、维生素 C、膳食纤维、柠檬酸含量丰富，可消除疲劳。番茄红素与维生素 C 共同作用，抗氧化力加倍，能有效预防癌症、抗老化。

- 成分：含番茄泥（70%）、蔗糖、有机醋及玉米糖浆。
- 用途：可作为调味料，用于蔬菜、肉类、海鲜、面食的烹调，或添加于果汁饮料中，也可用于制作面包、饼干的涂酱。

有机苹果醋

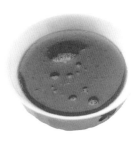

★所含苹果酸、柠檬酸可消除疲劳、增进食欲。有机苹果醋含有的多酚化合物可抗氧化、抗癌，其还富含钾，有助于控血压、改善体质。

- 成分：新鲜苹果汁，天然发酵 12 个月酿造而成，富含钾、苹果酸、柠檬酸及多酚类化合物。
- 用途：可加水 8 ~ 10 倍稀释后，当饮料饮用，也可作为调味料烹饪不同菜肴。

有机梅子汁

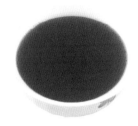

★ 可调理体质，促进新陈代谢。其含有的柠檬酸可增进食欲、调理肠胃、消除疲劳。最重要的是，用梅子汁做菜，口味酸甜，可增进食欲，帮助恢复体力。

- 成分：由天然梅子和浓缩甘蔗汁组成，味酸甜，含柠檬酸、维生素 C、铁、钙、锰、锌等。
- 用途：加 6 ~ 10 倍温水冲泡当饮料，也可做成糖醋酱、沙拉酱、烤肉酱、烫青菜的蘸料，或凉拌生菜的酱料。

梅子醋

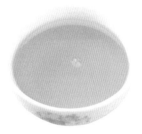

★ 能调理体质，促进新陈代谢，改善食欲，增强体力。

- 成分：含梅子汁、浓缩甘蔗汁及酿造醋成分，还含有醋酸、苹果酸、柠檬酸。与梅子汁比较，梅子醋味道较酸。
- 用途：加 5 ~ 6 倍水稀释后当饮料或当蘸料、酱料，还能去除鱼类和肉类的腥味。（梅子醋更适合腌渍用，不常用于沙拉酱。）

梅子味噌

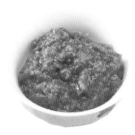

★ 可增进食欲，尤其是化疗后味觉改变，此酱汁带酸味，可帮助开胃。此外，梅肉和味噌都含有抗癌成分，可增强免疫力。

- 成分：大豆、梅子肉、浓缩蔗汁及梅子醋。
- 用途：可作煎、煮、炒、腌、凉拌调味，拌面、拌菜更好吃。

6 种辅助化疗饮食的酱汁

酱醋汁

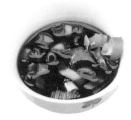

★120 毫升　　酸咸味

- **材料**

  葱 1 根、大蒜 3 ~ 4 瓣、酱油 4 大匙、黑醋 1 大匙、

  冰糖（粉状）1 大匙、香油 1/2 小匙、黑胡椒粉 1/2 小匙。

- **做法**

  1. 葱和大蒜洗净；蒜拍碎后切末，葱切细末备用。

  2. 将酱油和黑醋混合均匀，加入蒜末、葱末搅拌，再加入冰糖溶解。

  3. 最后放入香油和黑胡椒粉，拌匀即可。

- **用途**

  可用来蘸食或淋在烫好的青菜上；尤其是吃肉类、海鲜时，蘸一点酱醋汁，味道更佳。

烹调健康提示：

- 酱油与黑醋的比例为 4：1；若怕味道太咸，可加些开水稀释。
- 大蒜、葱及香油都是有利于抗癌的食物。不过，大蒜要拍碎，其所含抗癌物（蒜素）才能充分释出。
- 香油所含亚麻酸（不饱和脂肪酸）有助于保护心血管、预防癌症。

番茄酱汁

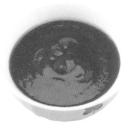

★90 毫升　　酸甜味

- **材料**

  有机番茄酱 4 大匙、酱油 1/2 小匙或盐少许、柠檬汁 1 小匙、

  蜂蜜 1 大匙、大蒜 1 ~ 2 瓣。

- **做法**

  蒜洗好，切碎末；将所有材料混合，搅拌均匀即可。

▪ 用途

可用来蘸食或拌面，拌面时若太稠，可加些开水稀释。

> **烹调健康提示：**
>
> - 可多做些装进容器内，放入冰箱冷藏，随吃随取，非常方便。
> - 番茄酱含番茄红素，柠檬则含大量维生素 C，两者都具有良好的抗癌作用。
> - 化疗患者味觉可能较不敏感，吃些带酸味的食物，可增加口感和刺激食欲。

红醋酱汁

★50 毫升　　酸甜味

▪ 材料

陈年葡萄红醋 2 大匙、冷压橄榄油 2 小匙、糖粉 1/2 小匙、酱油 1/2 小匙。

▪ 做法

将所有材料混合，搅拌均匀即可。

▪ 用途

可当生菜沙拉的酱汁，尤其是搭配略带苦味的莴笋、菊苣等，更加可口。

可当凉面酱汁，如荞麦面条搭配肉片、虾、墨鱼，再加上西蓝花、胡萝卜，最后淋上红醋酱汁，就成为一道可口的凉面。

> **烹调健康提示：**
>
> - 葡萄红醋与橄榄油的比例为（3 ~ 4）：1；此酱汁不要放置太久，以免失去红醋的香味。
> - 葡萄红醋含多酚类，具抗氧化作用，可抑制癌症；橄榄油则含丰富的维生素 E、油酸，可促进排便，预防结肠癌。化疗及恢复期多食用，可减少热烹调造成营养素的破坏。

香椿酱汁

★90 毫升　　香咸味

▪ 材料

香椿嫩芽酱 1 ~ 2 大匙、酱油 4 大匙、蒜末 1 小匙、糖粉 1 小匙、胡椒粉 1/2 小匙。

▪ **做法**

将所有材料混合，搅拌均匀即可。

▪ **用途**

可用来拌面、拌菜。如蔬菜焯烫放凉后，淋上香椿酱汁。细面拌入香椿酱汁，口味极佳。也可以用来炒饭或是炒蛋，更添香味。

> 烹调健康提示：
> - 做好的酱汁可装进容器内，放入冰箱冷藏，随吃随取。
> - 香椿味辛，具清热解毒作用，可健胃、消胀气。其蛋白质、钙、维生素C、β-胡萝卜素、铁含量在蔬菜中是佼佼者。因为其具有抗氧化、抗癌作用，化疗期患者不妨多利用此酱汁，变化菜肴，提升食欲。

味噌酱汁

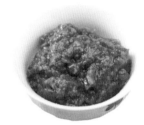

★120 毫升　　酸咸味

▪ **材料**

味噌 1 大匙、梅子汁 3 大匙、香菜末 1 大匙、蜂蜜 1/2 大匙、凉白开 1 ~ 2 大匙。

▪ **做法**

将味噌和梅子汁混合拌匀，再加入蜂蜜、凉白开调匀，最后加入香菜末即可（不爱吃也可不加）。

▪ **用途**

可用来蘸菜、蘸肉，或是作为凉面酱汁。也可以用来浸泡肉片、鱼片，腌入味后加以烤、煮、微波。

> 烹调健康揭示：
> - 味噌是大豆发酵食品，经过发酵产生丰富的 B 族维生素，所含的活性微生物可调理身体状况。食用味噌可摄取维生素、矿物质、膳食纤维，帮助防癌。
> - 梅子汁主要成分为酸梅，可增进食欲、调理肠胃、消除疲劳。化疗期多食用味噌酱汁可开胃、助消化，帮助抗癌。

芝麻花生酱汁

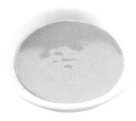

★180 毫升　　酸咸味

▪ **材料**

白芝麻酱 2 大匙、花生酱或杏仁酱 2 大匙、酱油 1 大匙、糖粉 1 大匙、黑醋 1 大匙、香油 1 小匙、凉白开 3 大匙、蒜泥 1 大匙。

▪ 做法

把所有材料（除蒜泥外）先混合，搅拌均匀后加入凉白开，最后加入蒜泥调匀即可。

▪ 用途

除了可用作凉面酱汁，也可以用来拌菜，特别是拌芽菜类，风味极佳。

烹调健康提示：

- 白芝麻酱与花生酱比例为 1∶1。
- 可多做一些，装进容器内，放入冰箱冷藏（可冷藏 5 ~ 6 天），随吃随取。
- 芝麻酱、花生酱或杏仁酱含丰富的不饱和脂肪酸及抗氧化物，可增加热量的摄取。化疗期患者无食欲可用此酱汁来开胃，还有防癌效果。

化疗期间食谱示范
【早餐篇】

在三餐饮食的热量分配上，早餐应占总热量的30%，如以每日2000千卡的热量计算，早餐约需600千卡。

每天主食可以杂粮为主，多吃燕麦、麦麸。蔬菜方面可多选择深绿色、红色、黄色蔬菜。每天至少吃一次豆制品；每周吃3～4颗蛋；每周吃3～4次鱼类；每周吃3～4次肉类。

【化疗期间食谱示范】

第1套：糙米四神粥·焗烤杏鲍菇·水果香豆浆

第2套：香菇山药粥·番茄萝卜·柴鱼豆腐

第3套：绿豆小米粥·番茄蛋包·水果泥

第4套：金枪鱼三明治·燕麦牛奶·综合沙拉

第5套：五谷奶浆·全麦卷·海苔蛋

第6套：全麦馒头·胚芽豆浆·酸奶蔬果沙拉

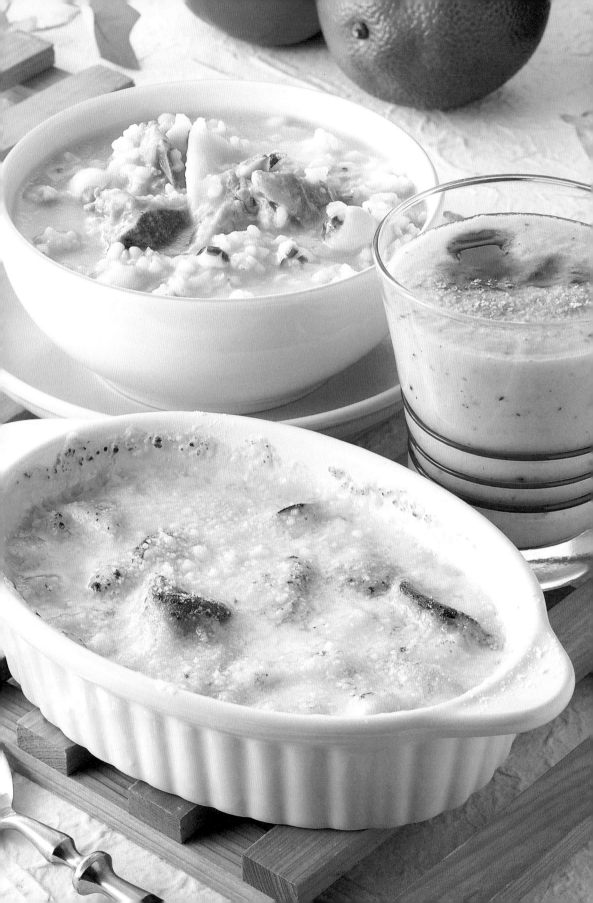

日常 第1套

糙米四神粥

★ 健脾补气，增进食欲，提升体力

材料：

猪脊骨150克、糙米1/2量米杯（约50克）、芡实10克、薏米10克、淮山药10克、茯苓10克、莲子20克、盐1小匙。

做法：

1. 猪脊骨焯烫后洗净；其余材料洗净备用。
2. 将除盐外所有材料放入电饭锅内，锅内加4杯水。
3. 煮至开关跳起，加盐调味，继续闷20分钟，即可食用。

焗烤杏鲍菇

★ 调理肠道，增强体力

材料：

土豆50克、杏鲍菇1个（约100克）、奶酪丝30克。

做法：

1. 土豆洗净、切薄片，平铺烤盘内；杏鲍菇洗净、切块状，放在土豆片上面；把奶酪丝均匀撒在杏鲍菇上。
2. 烤箱预热200℃后，烤10~15分钟，取出即可食用。

水果香豆浆

★ 改善口腔不适，增进食欲，帮助消化

材料：

苹果1/4个（约50克）、猕猴桃1/2个（约50克）、香蕉1/2根（约50克）、豆浆100毫升、梅子汁1大匙、啤酒酵母粉1大匙。

做法：

1. 所有水果洗净、去皮、切小块，放入果汁机内，加入豆浆和梅子汁，打成略带颗粒状的果泥。
2. 倒入杯中后，加啤酒酵母粉拌匀，即可饮用。

食材营养分析

- 糙米含B族维生素及膳食纤维，可排出肠内毒素，增加肠内有益菌，帮助抗癌。
- 四神为芡实、薏米、茯苓及莲子，有补脾胃、养气血的功效，体弱者常吃，可助恢复体力。
- 杏鲍菇含多糖，能促进肠蠕动，帮助消化，增加肠道有益菌，减少胆固醇的吸收，预防肠癌。
- 奶酪丝含维生素A和维生素B₂，对肠道黏膜的保护和促进再生很有帮助。
- 苹果含果胶，可排出肠内毒素并增加有益乳酸菌的含量，调理肠道功能。
- 猕猴桃含维生素C、膳食纤维、钾及血清素。维生素C是强力抗氧化剂，可预防癌症，血清素则能稳定心情并改善情绪低落。
- 香蕉含碳水化合物、蛋白质、脂肪、钙、磷、铁等，钾含量更是所有水果中最高的。但香蕉性寒，脾胃虚弱或经常胃痛的人不宜多吃。

健康烹调

- 猪脊骨油脂含量较少，适合熬粥底。
- 无法进食固体食物的人，可将粥煮至米粒软烂，饮用粥汁补充体力。
- 化疗后肠胃道不舒服及便秘者可多吃些菇类，以增加肠蠕动，改善肠道环境。
- 香蕉要选外皮带黑点、已经完全熟成的，其营养素更完整。香蕉也可以木瓜代替。

营养分析（一人份）

	热量（千卡）	蛋白质（克）	脂肪（克）	碳水化合物（克）
糙米四神粥	320	11	2.3	63.5
焗烤杏鲍菇	157	8.9	7	14.8
水果香豆浆	175	4.7	1.6	35.5

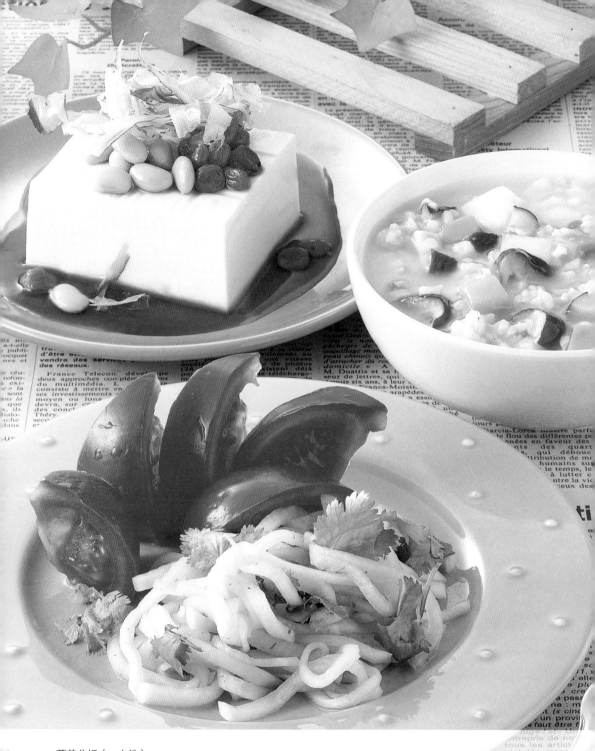

营养分析（一人份）

	热量（千卡）	蛋白质（克）	脂肪（克）	碳水化合物（克）
香菇山药粥	307	7.8	4	60
番茄萝卜	100	1.2	0.6	23
柴鱼豆腐	136	11.3	4.7	12.7

第2套

香菇山药粥

★ 健脾益胃，增强体力，提升免疫力

材料：

胚芽米1/2量米杯（约60克）、干香菇1~2朵（约30克）、山药100克、胡萝卜20克、盐1小匙。

做法：

1. 所有食材洗净；胚芽米浸泡2小时；干香菇浸水泡发备用。
2. 胡萝卜去皮、切丁；香菇切丁；山药去皮、切小块。
3. 除盐外所有材料放入电饭锅内，锅内加5杯水。
4. 煮至开关跳起，加盐调味，续闷20分钟即可食用。

番茄萝卜

★ 清凉退火，增进食欲

材料：

白萝卜1小块（约100克）、香菜3~4根、番茄1个（约150克）、盐1小匙、苹果醋1大匙、梅子汁1大匙。

做法：

1. 番茄洗净、切块；香菜洗好切末。
2. 白萝卜洗净，去皮、切细丝，萝卜丝用盐抓拌均匀，腌约1小时，软化后洗去盐分。
3. 将苹果醋和梅子汁加入白萝卜丝中拌匀，腌约30分钟。
4. 将白萝卜丝和番茄装盘，撒上香菜末即可食用。

柴鱼豆腐

★ 促进食欲，恢复体力，增加抗癌力

材料：

毛豆20克、枸杞子10克、盒装豆腐1/2块（约150克）、柴鱼片1小包（约10克）、酱油膏1大匙。

做法：

1. 毛豆洗净；枸杞子焯烫备用；豆腐取出备用。
2. 将毛豆和豆腐放进盘子内，中火蒸5~10分钟后取出，倒出盘中水分。
3. 将柴鱼片和焯过的枸杞子撒在豆腐上面，再淋上酱油膏即可。

食材营养分析

- 胚芽米含维生素 B_1 和维生素 E，维生素 B_1 可恢复体力，维生素 E 则有很强的抗氧化性。
- 山药的黏液中含糖蛋白和消化酶，可帮助消化，滋补身体，适合病后改善体质，恢复体力。
- 白萝卜含糖化酶，能分解食物中的致癌物亚硝胺，还含有木质素，可提高巨噬细胞的活力，有助防癌。
- 番茄含番茄红素，可抑制癌细胞生长，其所含叶酸、维生素 C、维生素 E 皆有抗氧化作用，能保护细胞。
- 香菜含维生素 C、β- 胡萝卜素及香豆素。香豆素能刺激排毒酶的分泌，抑制癌细胞的形成。香菜还含有类黄酮，是绝佳的抗氧化剂，可帮助防癌。
- 毛豆含维生素 A、维生素 C 及蛋白质，可帮助肝脏排毒。
- 豆腐含必需氨基酸及多糖，可促进肠道蠕动和消化吸收，还能增进食欲。豆腐还含大豆异黄酮，具有抗雌激素及抗氧化作用，能抑制癌细胞生长。

健康烹调

- 胚芽米比米或糙米容易消化，适合化疗后体弱者食用。
- 已削皮的山药要立即烹煮，以免氧化变色。
- 番茄选择红透的，番茄红素含量最多。
- 化疗后抵抗力较弱，香菜可先用开水烫过再食用。
- 夏天吃毛豆，可帮助改善食欲不振，提升体力。
- 每天吃 100 克豆腐，有助于抗癌防癌。

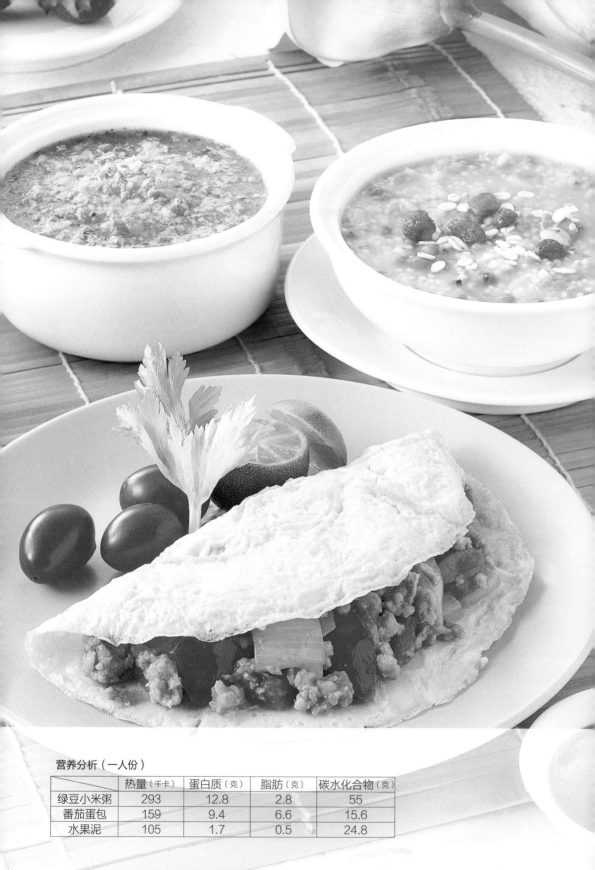

营养分析（一人份）

	热量（千卡）	蛋白质（克）	脂肪（克）	碳水化合物（克）
绿豆小米粥	293	12.8	2.8	55
番茄蛋包	159	9.4	6.6	15.6
水果泥	105	1.7	0.5	24.8

早餐 第3套

绿豆小米粥

★ 清热解毒，健脾养胃，补虚安眠

材料：

绿豆30克、小米20克、麦片20克、枸杞子10克、盐1小匙。

做法：

1. 绿豆洗净，浸泡3小时；小米、枸杞子洗净备用。
2. 将绿豆、小米及麦片放进电饭锅，锅内加3碗水。
3. 煮至开关跳起，加入枸杞子和盐调味，续闷20分钟即可。

番茄蛋包

★ 强力抗癌，补充体力

材料：

洋葱1/2个（约80克）、番茄1个（约150克）、猪肉馅50克、鸡蛋1个（约60克）、酱油2小匙、白糖1小匙、红薯淀粉1小匙、番茄酱适量。

做法：

1. 洋葱、番茄洗净切丁；猪肉馅加入酱油、白糖及红薯淀粉拌匀。
2. 起油锅，将猪肉馅放入炒熟，再加入洋葱丁、番茄丁，翻炒至熟软备用。
3. 鸡蛋打入碗中搅散，入煎锅，火煎出圆形蛋皮，趁蛋皮未全熟时，把上步的炒料倒进蛋皮中央，将蛋皮对折包覆炒料，食用时淋上番茄酱即可。

水果泥

★ 调理肠道，增进食欲，提升免疫力

材料：

菠萝1/8个（约100克）、苹果1/4个（约50克）、橙子1个（约50克）、蓝莓果干10克、蔓越莓果干10克、啤酒酵母粉1大匙。

做法：

1. 菠萝、苹果洗净、去皮切块；橙子榨汁。
2. 把除了啤酒酵母粉外的材料，放入榨汁机内打成泥状。
3. 将果泥倒入碗内，撒上啤酒酵母粉拌匀，即可食用。

食材营养分析

- 绿豆含β-胡萝卜素、维生素 B_1、维生素 B_2 及钾、钙、镁、磷，可补充营养，增强体力，提高免疫力。绿豆还具清热解毒作用，可帮助排毒。

- 小米含淀粉、蛋白质、钙、磷及维生素 B_1、维生素 B_{12}，很适合气虚者食用，可滋阴养血，恢复体力。小米可与其他豆类或五谷杂粮共同煮粥，能补充体力，还能防止反胃、呕吐。

- 洋葱含硫化物和类黄酮，可消除致癌物质，并抑制恶性肿瘤生长。

- 鸡蛋营养丰富，含有必需氨基酸、和甲硫氨酸，可提升肝脏功能，增加体力和精力，还有抗压的作用。

- 菠萝含菠萝蛋白酶，可抗炎和帮助蛋白质消化。蓝莓含酚酸和类黄酮，具极高抗氧化能力，能抗炎、抗菌。蔓越莓含抗菌因子，能预防泌尿道感染。

- 啤酒酵母粉含B族维生素和硒，B族维生素可促进食欲，恢复体力；硒可减轻化疗的不良反应。

健康烹调

- 绿豆小米粥可随个人喜好，加盐或糖调味，但不要煮太稀薄。食欲不振时，此粥可帮助开胃。口腔疼痛不舒服时食用此粥可促进伤口愈合。

- 鸡蛋营养吸收率高达96%，若搭配蔬菜食用可补充维生素C和膳食纤维，营养更为均衡。

- 尽量选用红薯淀粉或葛根粉，因为土豆淀粉为精致粉类，营养物质已流失。

- 此水果泥带有酸味，打好后应立即食用，以避免氧化变味。

- 果干可改用鲜果，如改用草莓口感也很不错。

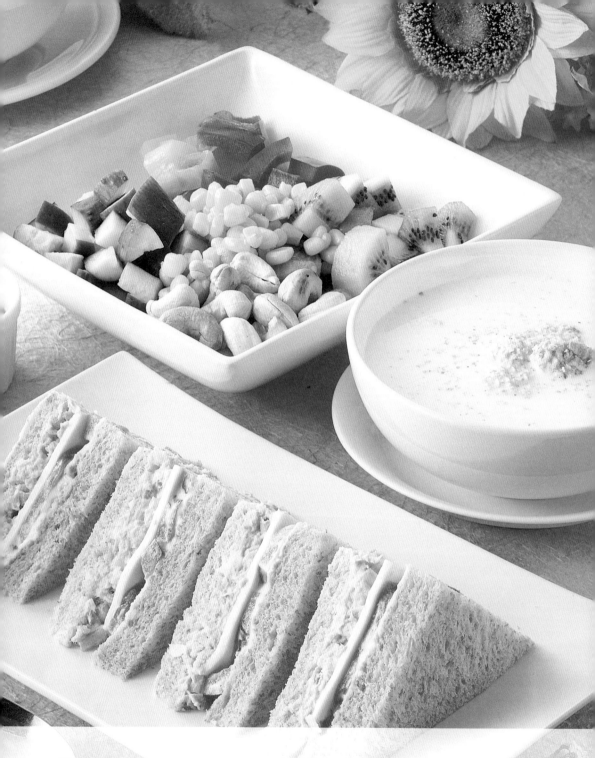

营养分析（一人份）

	热量（千卡）	蛋白质（克）	脂肪（克）	碳水化合物（克）
金枪鱼三明治	230	11	5.7	32.8
燕麦牛奶	166	6.6	6.5	20
综合沙拉	175	4.7	9.2	18.5

第4套

金枪鱼三明治

★ 补充体力，增强抵抗力

材料：

洋葱1/4个（约50克）、芹菜2根（约20克）、番茄1/4个（约30克）、水浸金枪鱼罐头20克、黑胡椒粉和蛋黄酱各少许、全麦吐司2片（约50克）、奶酪片1片。

做法：

1. 所有食材洗净，洋葱切丁；芹菜切碎末；番茄切薄片。
2. 将金枪鱼肉搅碎，加入洋葱丁、芹菜末、黑胡椒粉及蛋黄酱，搅拌均匀。
3. 在吐司上抹上上步的金枪鱼酱，放上番茄片和奶酪片，再盖上另一片吐司，压紧密后斜切成4份。

燕麦牛奶

★ 滋补体力，防癌抗癌

材料：

牛奶150毫升、速溶燕麦10克、全麦酥7～8粒（约10克）。

做法：

1. 牛鲜奶温热（约60℃）后，加入燕麦片搅匀，倒入碗中。
2. 将全麦酥碾碎加入，即可食用。

综合沙拉

★ 促进食欲，增强免疫力

材料：

小黄瓜1/3根（约30克）、猕猴桃1个（约50克）、红甜椒20克、黄甜椒20克、腰果10克、松子5克、柠檬1/2个（约30克）、百香果汁20毫升、罐装玉米粒（不带汁）20克。

做法：

1. 小黄瓜洗净，横切开，与洗净去皮的猕猴桃、红甜椒、黄甜椒分别切成小块。
2. 腰果和松子放进烤箱内，稍微烘烤一下；柠檬洗净榨汁后，与百香果汁混合。
3. 将上述准备好的各种丁和腰果、松子放进盘内，淋上百香果柠檬汁，撒上玉米粒即可。

食材营养分析

- 金枪鱼含优质的不饱和脂肪酸，可抑制癌细胞的生长和转移。
- 全麦吐司含小麦胚芽、小麦麸及膳食纤维，能维持肠道健康，有助排便。
- 燕麦片含植酸，可抗癌，有抑制激素的作用，可避免肿瘤受刺激而生长。
- 全麦酥是高膳食纤维、高铁质的食品。膳食纤维可刺激肠道排毒；铁质则可帮助造血。
- 甜椒含 β- 胡萝卜素、膳食纤维素，可通便，进而预防大肠癌。
- 玉米含镁、硒、玉米黄素及叶黄素。镁可抑制癌细胞发展；玉米黄素和叶黄素则具有很强的抗氧化能力。

健康烹调

- 金枪鱼所含不饱和脂肪酸较多，水浸的金枪鱼又比油渍金枪鱼的含油量少，更健康。
- 沙拉酱脂肪含量高，不要加太多，也可用柠檬汁或酸奶代替。
- 燕麦片不要一次吃太多，以免造成胀气。
- 此沙拉带酸味，能增进食欲，但肠胃不适（如腹泻）者不能食用。坚果和调味汁，可随喜好以核桃、杏仁、橙汁、蔓越莓果汁等替代。

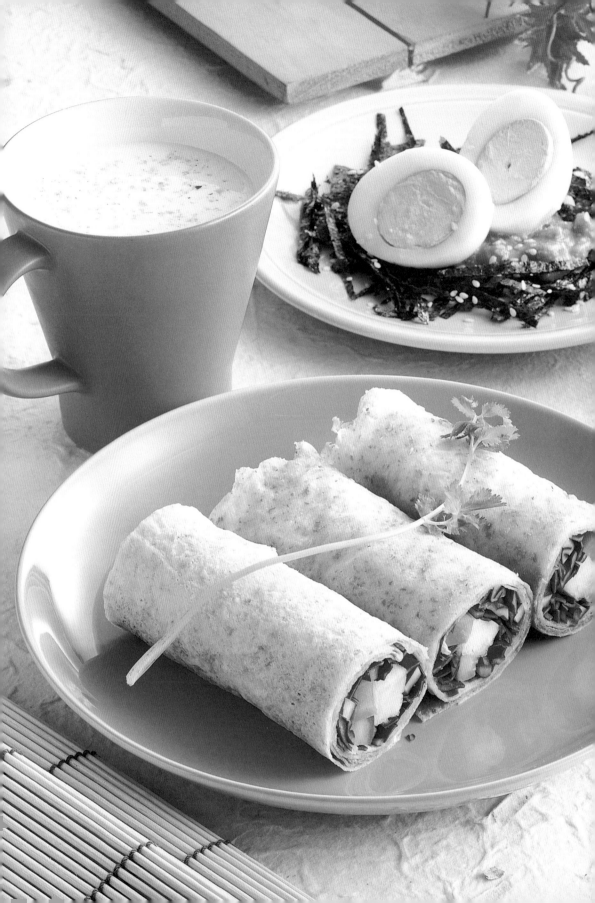

第5套

五谷奶浆

★ 肠道排毒，增强体力，抗癌

材料：

牛奶200毫升、五谷粉1~2大匙（约20克）、速溶麦麸1大匙（约10克）。

做法：

1. 牛奶温热（约60℃）后，加入五谷粉搅匀，倒入杯中。
2. 再加入麦麸搅匀，即可饮用。

全麦卷

★ 补充体力，提供热量，增加抗癌力

材料：

小黄瓜20克、胡萝卜20克、苹果20克、紫甘蓝20克、全麦春卷皮2片（约30克）、甜面酱1大匙。

做法：

1. 所有食材（除春卷皮、甜面酱）洗净，胡萝卜去皮；小黄瓜横切去子，与去皮后的胡萝卜、苹果分别切成长条状。
2. 紫甘蓝切丝；胡萝卜条焯烫备用。
3. 取2片全麦春卷皮，在1/3处放上小黄瓜条、胡萝卜条、苹果条和紫甘蓝丝，并在2/3处涂上甜面酱，最后像卷寿司般卷起，压紧后斜切两段，即可食用。

海苔蛋

★ 清热解毒，增强体力，缓解压力

材料：

鸡蛋1个、海苔片10克、白芝麻少许、梅子味噌1大匙。

做法：

1. 鸡蛋冷水下锅，煮熟，剥壳后纵切成两半。
2. 海苔片剪成细丝状；梅子味噌加温水调成酱汁。
3. 把水煮蛋放在盘子内，撒上海苔丝和白芝麻，淋上梅子味噌酱汁，即可食用。

营养分析（一人份）

	热量（千卡）	蛋白质（克）	脂肪（克）	碳水化合物（克）
五谷奶浆	238	9.1	7.8	32.6
全麦卷	142	4.3	2.5	26
海苔蛋	135	12.8	8	5.8

食材营养分析

- 五谷粉含B族维生素和膳食纤维，有助于肠道排毒。
- 麦麸含B族维生素和膳食纤维，可预防乳腺癌。
- 胡萝卜含 β- 胡萝卜素，可转换为维生素A，增加皮肤黏膜的抵抗力和免疫力。
- 紫甘蓝含异硫氰酸盐，能清除致癌物质，帮助肠道排毒。
- 海苔含海藻黄素，抗氧化活性大，还含有大量的锌、硒，能帮助抗癌。
- 白芝麻含硒，能抑制细胞内的有害物质。

健康烹调

- 化疗后出现腹泻现象的人，五谷奶浆中不要添加麦麸，以免症状加重。
- 五谷奶浆中的五谷粉可选购五谷粉速溶包，直接冲泡饮用。
- 春卷皮若太硬不好卷，可喷点水或用电饭锅蒸一下让其变软再制作。制作完的春卷最好能立即食用。化疗恢复期可食用此道菜，若能再加入苜蓿芽、萝卜缨等，营养更丰富。
- 鸡蛋可一次多煮几颗，方便全家人共同享用。白芝麻炒过或压碎，会更好消化吸收，如果能使用不带壳的芝麻，更有助于消化（市面上卖的多为带壳芝麻，养分不易释出，也较难消化）。

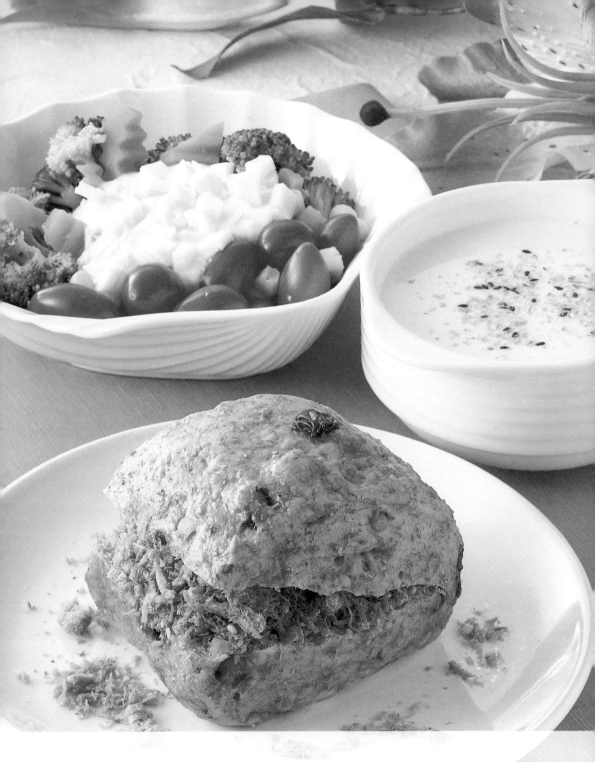

营养分析（一人份）

	热量（千卡）	蛋白质（克）	脂肪（克）	碳水化合物（克）
全麦馒头	222	8.1	5	36.5
胚芽豆浆	188	7.5	7.7	22.7
酸奶蔬果沙拉	117	5	3.5	16.4

第6套

全麦馒头

★肠道排毒，增强抗癌力

材料：

全麦馒头1个（约60克）、牛蒡素松1大匙（约10克）。

做法：

1. 全麦馒头蒸熟后，取出放微凉备用。
2. 将全麦馒头对半切开，把牛蒡素松塞入馒头内夹住，即可食用。

胚芽豆浆

★强健脾胃，通肠利便，增强体力，提升免疫力

材料：

黄豆100克（或豆浆200毫升）、三宝粉（小麦胚芽、卵磷脂、啤酒酵母粉）1大匙。

做法：

1. 黄豆洗好，加2杯水浸泡8小时。
2. 将水倒掉，黄豆冲洗好，放进豆浆机内，加水至上下水位线之间，按下豆浆键，煮至豆浆机提示制作完成。
3. 将豆渣滤除，混合三宝粉搅拌均匀，即成为胚芽豆浆。

酸奶蔬果沙拉

★调理肠道，提升免疫力

材料：

西蓝花50克、圣女果6颗（约50克）、奶酪片1片、罐装玉米粒（不带汁）20克、原味酸奶1/2杯（约50毫升）。

做法：

1. 西蓝花洗净、切小朵，快速焯烫后捞起冲凉。
2. 圣女果洗净；奶酪片切丁状。
3. 将西蓝花、圣女果、玉米粒放进盘子内，撒上奶酪丁，淋上酸奶，即可食用。

食材营养分析

- 全麦馒头含膳食纤维、果糖等，能维持肠道健康菌群，并帮助排便顺畅。
- 牛蒡素松以牛蒡为原料，富含膳食纤维，有帮助排便的作用。
- 黄豆含卵磷脂，可促使细胞代谢活性化，并帮助维生素E吸收。其所含异黄酮成分，可抑制癌症发展。
- 三宝粉可增加维生素、矿物质的摄取。小麦生胚芽含有维生素E，是强力抗氧化物，可帮助抗癌；啤酒酵母粉则是未发酵的酵母，含B族维生素和矿物质，是细胞核酸的极佳来源。
- 西蓝花除含吲哚和萝卜硫素，可抵抗癌症。β-胡萝卜素和维生素C，防止细胞氧化，提高免疫力。
- 圣女果所含番茄红素和β-胡萝卜素，都是强力的抗癌物。
- 酸奶内含乳酸菌，具有抗癌作用，有净肠、防癌功效。

健康烹调

- 也可选择坚果馒头，风味和功效更佳。牛蒡素松可在生机饮食店买到，也可以用肉松、芝麻香松代替。
- 对于不喝牛奶或乳糖不耐症的人，豆浆是很好的替代品，尤其是加钙豆浆营养成分更高。没时间做豆浆，可直接用豆浆粉冲泡，或购买做好豆浆。
- 西蓝花不要焯烫太久，以免营养流失，若用蒸的方式，更能保留抗癌成分。
- 酸奶需保存于10℃以下，打开后若表面出现杂质，酸味很重，则已变质不可食用。

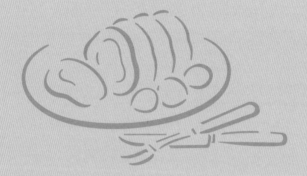

【午餐篇】

在三餐饮食的热量分配上，午餐应占总热量的 40%，如以每日 2000 千卡的热量计算，午餐约需食用 800 千卡。

午餐饮食应多样化，同类食品交换的吃，如动物蛋白与植物蛋白交换吃，肉类与豆类交换吃，各类蔬菜越多越好，交替吃，才能得到均衡的营养。

【化疗期间食谱示范】

第 1 套：糙米饭·荸荠肉末·芽菜汤

第 2 套：樱花虾炒饭·木耳肉丝·保健汤

第 3 套：五彩寿司·甘味鳕鱼·海带菇笋汤

第 4 套：山珍海味粥·番茄牛腩·芝麻菠菜

第 5 套：三色荞麦面·蒜泥红薯叶·冬瓜薏米汤

第 6 套：红薯饭·核桃炒素珍·干贝乌骨鸡汤

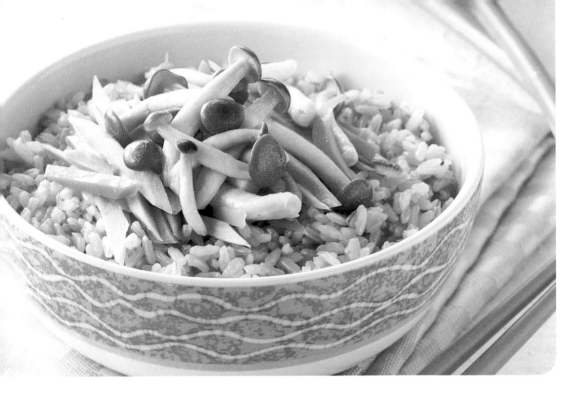

糙米饭

★清肠排毒，增强免疫力

材料:

糙米1/2量米杯（约80克）、牛蒡50克、胡萝卜10克、真姬菇50克、酱油1大匙、白醋适量。

做法:

1. 糙米洗净，泡水4～6小时后，沥干水分。

2. 牛蒡洗净削皮，切成细丝，浸泡水中，加入适量白醋防止变色。

3. 胡萝卜削皮、切细丝；真姬菇切掉蒂头后，洗好备用。

4. 起油锅，放入牛蒡丝和胡萝卜丝，以中火炒熟后盛出备用。

5. 把糙米、牛蒡丝、胡萝卜丝及酱油放入电饭锅内，混合均匀后加水略盖过米面约0.3厘米。

6. 煮至开关跳起，放进真姬菇，续焖15分钟，即可食用。

营养分析（一人份）

营养成分	热量（千卡）	蛋白质（克）	脂肪（克）	碳水化合物（克）
	342	8.7	2.6	70

食材营养分析

- 牛蒡含精氨酸，可使人精力旺盛，另有纤维素和木质素等膳食纤维，能抑制肠道吸收脂肪，可排出致癌物质。

- 真姬菇又称"蟹味菇"，味微苦，有一种特有的蟹香味，由于富含多糖、硒及叶酸，能增强免疫力，抑制癌细胞转移，可以说是强力抗癌物。

健康烹调

- 真姬菇不能久煮，在米饭已熟后，再放入加热快煮，能保留更多营养成分。

午餐 第 1 套☆副食

食材营养分析 🌿

- 猪肉富含蛋白质、锌、铁、B族维生素等，可滋补身体，恢复体力。
- 荸荠味甘、性微寒，有清热生津、开胃消食的作用，且对金黄色葡萄球菌、大肠杆菌等有抑制作用，其抗癌作用已被运用于临床防癌的食疗。

健康烹调 🍳

- 脾胃虚弱者，最适合将猪肉炖烂来食用，营养价值高又较好消化。化疗食欲不佳的人，此菜也可帮助开胃。
- 荸荠不耐热，因此不要烹煮太久。另外，脾胃虚寒者，荸荠不宜多吃。

荸荠肉末

★补中益气，养血，增气力，补精神

材料：

猪肉馅100克、去皮荸荠20克、大蒜2瓣（约10克）、葱适量、红薯淀粉1大匙、酱油1大匙、胡椒盐少许。

做法：

1. 荸荠洗净后切碎；大蒜洗净、切细末；葱洗净、切细末，单留出一些葱末备用。
2. 在猪肉馅中加入蒜末、葱末、红薯淀粉、酱油及胡椒盐，顺同一方向搅拌均匀（可边加少许水边搅拌）。
3. 把拌好的猪肉馅放入电饭锅内，加适量水，蒸至开关跳起。
4. 在蒸过的猪肉馅中加入荸荠碎粒搅拌一下，再续蒸5分钟，最后撒上留出的葱末即可。

营养分析（一人份）

营养成分	热量（千卡）	蛋白质（克）	脂肪（克）	碳水化合物（克）
	175	24	3.3	13

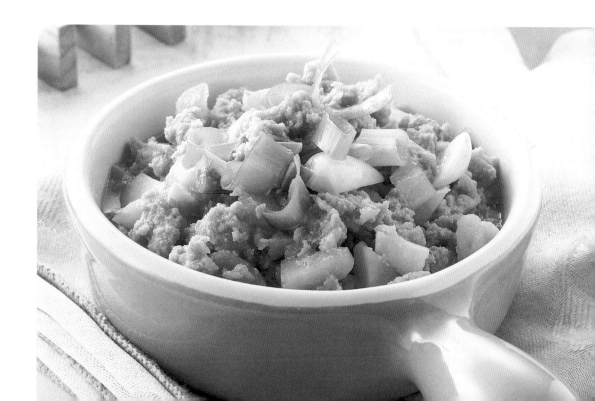

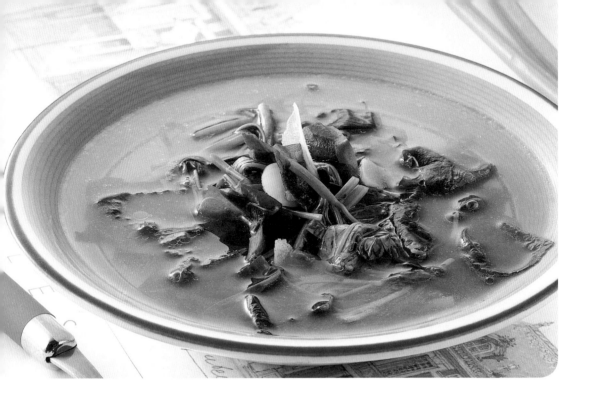

芽菜汤

★ 防暑清热，凉血排毒，增强免疫力

材料：

空心菜200克、姜10克、大蒜10克、海带芽10克、盐1小匙、胡椒粉少许、香油1小匙。

做法：

1. 空心菜洗净，切2～3厘米长的小段。

2. 姜洗净切丝；大蒜洗净、切薄片。

3. 汤锅中放2碗水煮开，放入海带芽、姜丝及蒜片，重新煮开后，加入空心菜段煮2分钟，最后放入盐、胡椒粉及香油调味即可。

营养分析（一人份）

营养成分	热量（千卡）	蛋白质（克）	脂肪（克）	碳水化合物（克）
	125	3.8	6	14

食材营养分析

- 空心菜富含有矿物质，可调节水液平衡，食用后可预防肠道菌群失调，有益于防癌，其所含膳食纤维还可促进肠蠕动，通便解毒。

- 海带芽含有多醣，有抑癌作用，特别是预防大肠癌。

健康烹调

- 空心菜可预防细菌性感染，常吃可防暑清热，是夏季最当令的蔬菜。

- 容易腹泻或胃肠不适的人，不宜多喝此汤。

食材营养分析

- 香米富含 B 族维生素和多种矿物质，可补充体力，提升免疫力。
- 樱花虾富含钙质、虾青素及壳聚糖等，是低热量高蛋白的食物。其中虾青素有强大抗氧化作用，壳聚糖（存在虾壳中）则可抑制癌细胞转移，并促进肠道排毒，增加免疫力。

健康烹调

- 香米用蒸熟的方式，可保留大量维生素，口感也更佳。
- 樱花虾产于台湾，是非常鲜美的食材，建议带壳食用，钙质含量最高，而其所含丰富蛋白质，还能减轻病后的情绪焦躁。

午餐 第 2 套☆主食

樱花虾炒饭

★补中益气，健脾养胃，促进排毒，增强免疫力

材料：

香米1/2量米杯（约60克）、樱花虾10克、毛豆20克、芹菜2支（约20克）、鸡蛋1个、盐1小匙、胡椒粉少许。

做法：

1. 香米洗净后，加水浸泡20分钟（可加少许油，让米粒松散后好拌炒），再用电饭锅蒸熟，取出搅拌凉凉备用。
2. 樱花虾泡水15分钟后，沥干水分；毛豆洗净，放入热水中焯烫；芹菜洗净，切碎末。
3. 鸡蛋打散，起油锅，把蛋液倒入炒成蛋花后盛起。
4. 炒锅内重新加油烧热，放入泡好的樱花虾炒至微焦状，再加入香米饭拌匀，接着放入毛豆、芹菜及炒好的鸡蛋，翻炒一下，加盐和胡椒粉调味即可食用。

营养分析（一人份）

营养成分	热量（千卡）	蛋白质（克）	脂肪（克）	碳水化合物（克）
	480	20.8	22.2	49

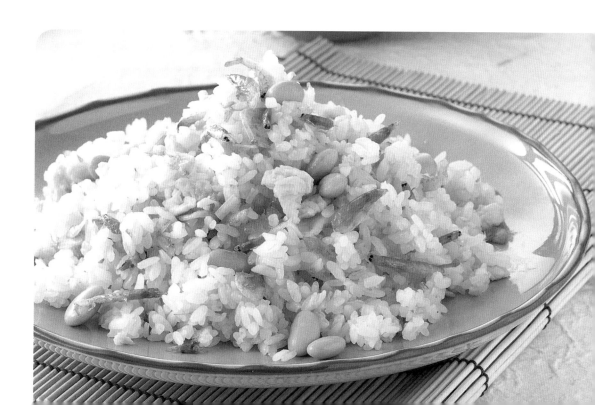

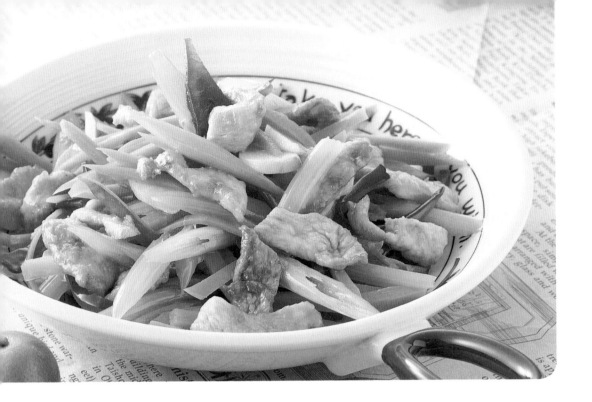

木耳肉丝

★增进食欲，补血补气，帮助恢复体力

材料：

木耳10克、胡萝卜30克、芹菜50克、大蒜2瓣（约10克）、鸡胸肉50克、豆瓣酱1大匙。

做法：

1. 木耳泡发洗净后切丝；胡萝卜洗净、去皮切丝；芹菜洗好，斜切小段；大蒜洗净、切末备用。

2. 鸡胸肉切丝，加入豆瓣酱腌约30分钟。

3. 炒锅内放油烧热，加入蒜末，以小火爆香，再放入鸡丝，快炒后盛起。

4. 炒锅中重新加入木耳丝、胡萝卜丝及芹菜段，翻炒一下，加1大匙水煮开，最后放进炒好的鸡丝，混合均匀即可食用。

营养分析（一人份）

营养成分	热量（千卡）	蛋白质（克）	脂肪（克）	碳水化合物（克）
	85	12.8	1.7	5

食材营养分析

• 木耳含多糖，可抗肿瘤。

• 芹菜含多种维生素，可增进食欲，还含多种抗癌物质，如香豆素及木质素等，能促进肠蠕动，帮助排出致癌物。

健康烹调

• 选购鸡肉时，最好买土鸡，不要买肉鸡，以防抗生素等存留其内。

• 接受化疗的人，不妨多吃鸡肉补充体力。此外，化疗造成食欲不佳者，还可用此菜来开胃。

- 大白菜富含膳食纤维，可润肠排毒，预防乳腺癌，同时具有抗癌和抑制癌症的作用，对大肠癌效果更佳。
- 金针菇富含必需氨基酸，是菇类中的佼佼者，它同时也富含蛋白质，可提高人体免疫力，所含金针菇素能提升免疫系统，发挥抗癌机制，并抑制肿瘤生长。

- 金针菇不宜生吃，且其容易变质发出异臭，所以购买后需尽快食用。
- 酵母调味粉是酵母提取物，烹调时不能加热太久，以免破坏其营养价值。
- 保健汤含多种抗癌物，建议可多煮一些，用于全家保健，特别是容易感冒的冬天，最适合食用此汤。

午餐 **第 2 套 ☆ 汤品**

保健汤

★加快新陈代谢，抗菌消炎，防癌抗癌，恢复体力

材料：

大白菜200克、番茄1个（约150克）、金针菇50克、冻豆腐50克、盐1小匙、酵母调味粉1小匙。

做法：

1. 大白菜将叶分开后，逐一用清水冲净；番茄洗净后，对切成4块。
2. 金针菇切去蒂头，洗净备用；冻豆腐以清水洗净，切成小块。
3. 把番茄放入汤锅内，加2碗水煮20分钟后，再加入大白菜、金针菇及冻豆腐煮10分钟，最后加进盐和酵母调味粉，即可食用。

营养分析（一人份）

营养成分	热量（千卡）	蛋白质（克）	脂肪（克）	碳水化合物（克）
	155	11.5	4.2	18.5

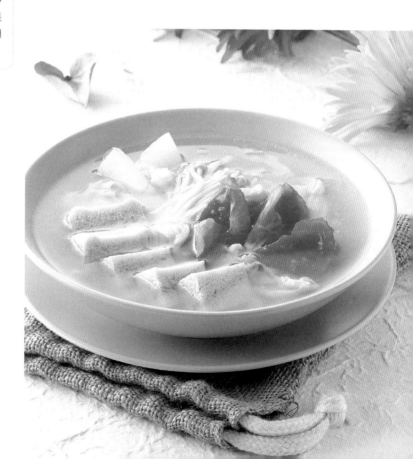

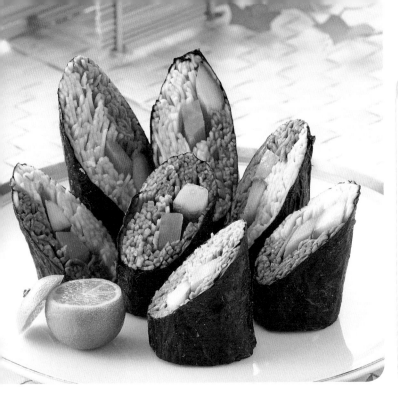

食材营养分析 🌿

• 山药含有机锗，可抑制癌细胞转移和增殖，所含黏液性蛋白质和淀粉酶可刺激消化液分泌，帮助消化，最适合化疗后身体虚弱的补养。

• 蓝藻又称螺旋藻，所含的蛋白质容易被人体消化，其中的必需氨基酸是素食者的理想食物，加上所含叶绿素、藻青素及 β- 胡萝卜素，能提高全身免疫力，有消炎作用，有益于防治癌症和胃溃疡疾病。

• 甜菜根含甜菜碱，可对抗肿瘤、降脂保肝，所含胡萝卜素、钙、铁及膳食纤维丰富，可促进造血和肠道排毒。

午餐 第 3 套 ☆ 主食

五彩寿司

★ 增进食欲，改善消化，增强体质

材料：

三色面条（白色山药面40克、绿色蓝藻面20克、红色甜菜根面20克）、小黄瓜100克、胡萝卜50克、寿司海苔2片、甜面酱1大匙、芝麻酱1大匙。

做法：

1. 将三色面放入滚水中煮熟，捞起后冲冷水，并沥干水分（不拌油）。

2. 小黄瓜洗净，胡萝卜去皮、洗净，分别切成15厘米的长条状，放入水中焯烫，捞起沥干水分，放凉备用。

3. 海苔片平铺桌面，把三色面放在海苔1/3处，面条上面放小黄瓜条和胡萝卜条，把海苔卷起成为寿司状，并在接口处涂上甜面酱粘压固定。

4. 将完成的海苔卷切成小段（或斜切两段）即可，食用时可蘸些芝麻酱。

营养分析（一人份）

营养成分	热量（千卡）	蛋白质（克）	脂肪（克）	碳水化合物（克）
	340	13	1.2	70

食材营养分析 🌿

- 鳕鱼是海鱼污染较少,富含钙质、蛋白质、维生素A及维生素D,脂肪含量低,可补充体力,预防癌症,保护黏膜,预防感冒。
- 破布子具有镇咳、解毒及调理肠道功效,其树皮对子宫炎症、陈年伤病及癌症有治疗作用。

健康烹调 🍳

- 鳕鱼的肉质吃起来较细,也容易消化,但比较贵。
- 除了加破布子,鳕鱼也可加紫苏或梅子汁清蒸,可预防呕吐,增进食欲。

午餐 第3套☆副食

甘味鳕鱼

★增进食欲,修复组织,补充体力

材料:

姜20克、鳕鱼100克、葱适量、破布子10克、酱油少许。

做法:

1. 葱、姜洗净、切细丝备用。
2. 鳕鱼洗净后,放在盘子内,加上破布子、酱油、葱丝及姜丝。
3. 食材放入蒸锅,以中火蒸10分钟,即可食用。

营养分析(一人份)

营养成分	热量(千卡)	蛋白质(克)	脂肪(克)	碳水化合物(克)
	190	15.5	12	5

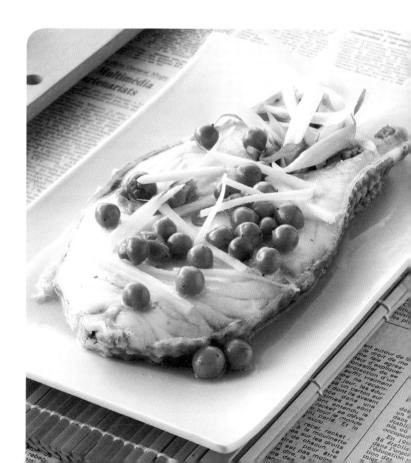

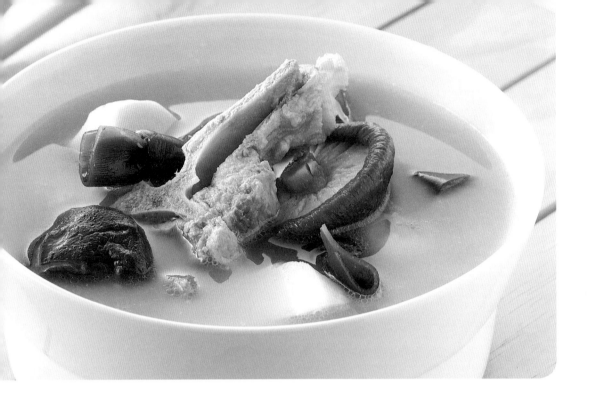

海带菇笋汤

★健胃消食，清热解毒，抗癌，抗病毒

材料：

干海带结20克、干香菇3朵、排骨100克、竹笋20克、盐1小匙。

做法：

1. 干海带结和干香菇用清水冲一下，分别浸泡30分钟。

2. 排骨洗净后，放入水中焯烫，捞起后用大量清水冲去血水；竹笋洗净后，切滚刀块。

3. 把排骨放入汤锅内，加3碗水和海带结、香菇（泡香菇的水也要加入）及竹笋，盖上锅盖以中小火炖煮40分钟，加盐调味，即可食用。

营养分析（一人份）

营养成分	热量（千卡）	蛋白质（克）	脂肪（克）	碳水化合物（克）
	130	8.6	2.5	18.8

食材营养分析

- 海带含有多糖和膳食纤维，可增加免疫力，又富含硒元素，具有防癌功效。
- 香菇具多糖，能提升免疫力、抗肿瘤和抑制癌细胞转移，还能诱导免疫细胞分泌干扰素，帮助抑制流行性感冒病毒的活性。

健康烹调

- 干海带上面的白色粉末为甘露醇，不要把它洗掉，浸泡的水也可加入汤汁中一起煮。

午餐 第4套☆主食

山珍海味粥

★营养滋补，养胃生津，增进免疫力

材料：

大米40克、薏米10克、芋头30克、猪肉馅30克、干香菇10克、虾干10克、胡萝卜20克、芹菜20克、盐1小匙、胡椒粉少许、酱油1小匙。

做法：

1. 大米和薏米洗净，分别用温水浸泡2小时，泡好后把水倒掉，沥干水分；芋头洗净去皮，切成2厘米见方的块状。

2. 猪肉馅加酱油腌30分钟；干香菇和虾干各泡水30分钟；胡萝卜洗净、去皮、切丝；泡好的香菇挤干水分、切成细丝；芹菜洗净、切细末。

3. 起油锅，加进虾干和香菇丝爆香，再加入猪肉馅拌炒，最后放入芋头块、胡萝卜丝、盐及胡椒粉拌匀即可。

4. 把大米和薏米放入电饭锅内，再放入上步炒好的食材，在锅内加2碗水，煮至开关跳起，加入芹菜末和酱油，拌匀后继续闷10分钟，即可食用。

营养分析（一人份）

营养成分	热量（千卡）	蛋白质（克）	脂肪（克）	碳水化合物（克）
	205	15.7	2	31

食材营养分析 🌿

- 芋头富含蛋白质、淀粉、维生素 B$_1$ 及维生素 B$_2$，适合胃肠虚弱的恢复期患者食用。

- 虾干比海米大，且烹煮时味道更香。其所含维生素 A 含量高，钙质丰富，是低热量、低脂肪及高蛋白的食物。其所含牛磺酸可提升肝脏解毒功能，增进抵抗力。

健康烹调 🍲

- 此粥香浓可口，不妨多煮一些，全家人共同享用。对食欲不振的人，还可帮助提升胃口，补充热量。

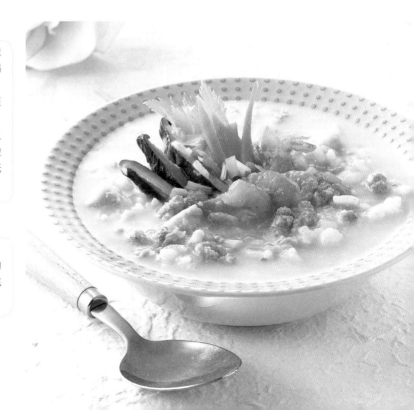

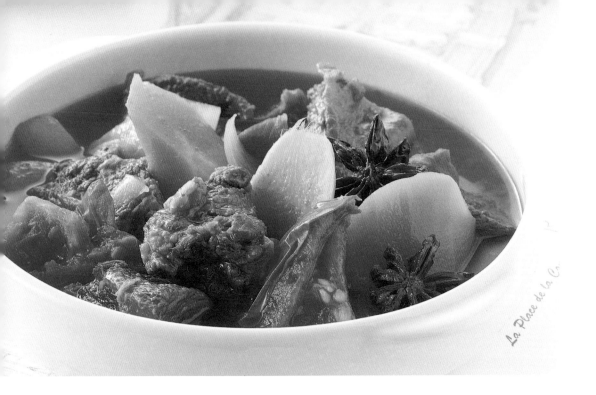

番茄牛腩

★气血双补，增加体力，消除疲劳

材料：

牛腩100克、番茄1个（约150克）、胡萝卜1/2条（约100克）、洋葱1个、姜30克、葱约20克、大料1个、酱油1大匙、料酒1大匙、冰糖10克。

做法：

1. 牛腩切3厘米见方的块状，放入水中焯烫，捞起后用大量清水冲去血水。
2. 番茄洗净，对切成4块；胡萝卜洗净，去皮，切滚刀块。
3. 洋葱剥去外皮后，切成小块状；姜洗净切片；葱洗净切段。
4. 把焯好的牛腩放入锅内，再加入除胡萝卜外的所有材料，盖上锅盖，以中小火炖煮至五成熟，再加入2碗水和胡萝卜块，煮至胡萝卜熟透即可。

营养分析（一人份）

营养成分	热量（千卡）	蛋白质（克）	脂肪（克）	碳水化合物（克）
	390	17.5	30	16

食材营养分析

- 牛腩富含铁质，可被人体充分吸收，具有补血功效，且蛋白质含量丰富，可补充体力，对于久病体虚、肠胃虚冷的人，是补充营养的佳品。

- 洋葱含有硫化丙烯，可帮助消化，促进新陈代谢，加上含维生素 B_1，能有效恢复体力，改善食欲不振、失眠及精神不稳的状态。此外，洋葱还含有槲皮素，具抗氧化和防癌作用。

健康烹调

- 牛肉缺乏维生素和膳食纤维，与蔬菜一起食用可补充其不足。肠胃虚冷不适时，可喝牛肉汤温补。炖煮牛肉时，记得不断翻动，让调味料能被均匀吸收。

食材营养分析

- 菠菜营养价值高，含丰富β- 胡萝卜素、维生素 C，可抗氧化防癌，同时强化免疫系统。此外，菠菜也含造血所需的铁质和叶酸，可促进血细胞生成。
- 芝麻所含亚麻油酸，可对抗精神压力，稳定情绪，解除压力、焦虑，恢复体力。它还有强大的抗氧化作用，可预防癌症，同时帮助抗老化。

健康烹调

- 菠菜含有草酸成分，焯烫后可去除涩味，更为可口。
- 菠菜搭配芝麻，可促进菠菜内β-胡萝卜素的吸收。

午餐 第4套☆副食

芝麻菠菜

★ 活血补气，增强免疫力

材料：

菠菜200克、盐1小匙、白芝麻5克、酱油膏1大匙。

做法：

1. 菠菜洗净后（红色的根部也可以食用），切成3～4厘米的段状。
2. 锅内水煮滚，放入油和盐，再放入菠菜焯烫，待菠菜变为深绿色立即捞起，沥掉水分，放在盘子内。
3. 食用前，撒上白芝麻，淋上酱油膏即可。

营养分析（一人份）

营养成分	热量（千卡）	蛋白质（克）	脂肪（克）	碳水化合物（克）
	92	6.1	5	7

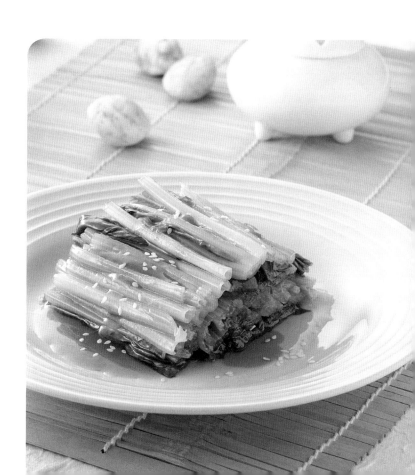

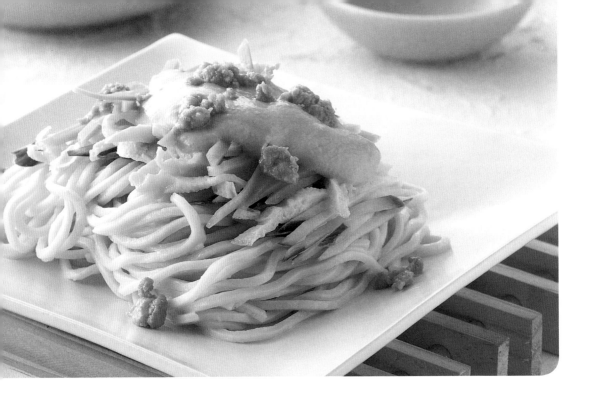

三色荞麦面

★ 调理肠道，增进食欲，补充体力

材料：

黄色荞麦面80克、猪肉馅30克、红薯淀粉1小匙、胡萝卜20克、小黄瓜1/2条（约50克）、鸡蛋1个、香椿酱1大匙、芝麻酱1大匙。

做法：

1. 小黄瓜洗净、切细丝；胡萝卜洗净后去皮、切细丝，放入热水中焯烫，捞起沥干水分，放凉备用。

2. 荞麦面放入滚水中煮熟，捞起后冲冷水，并沥干水分。

3. 猪肉馅加红薯淀粉搅拌均匀，可用炒锅炒熟或放进热水中烫熟。

4. 鸡蛋打散，倒入锅中以小火煎出一大片圆形蛋皮，盛起后切细丝；香椿酱和芝麻酱分别调匀备用。

5. 将荞麦面放在盘子上，加上所有配料，淋上酱汁，即可食用。

营养分析（一人份）

营养成分	热量（千卡）	蛋白质（克）	脂肪（克）	碳水化合物（克）
	460	21	15	61

食材营养分析

- 荞麦所含的淀粉容易消化，又能提供热量，此外，荞麦含多酚类化合物具抗氧化能力，可预防癌症。还含丰富的膳食纤维，有助于通便。

- 香椿味道浓郁，能促进食欲。并含大量叶绿素、维生素 C 和 β- 胡萝卜素，具有抗氧化能力，可帮助抗癌。

健康烹调

- 常食香椿可抗癌，其酱汁可用来入菜、拌面及炒饭。香椿酱和芝麻酱可随个人喜好添加。

食材营养分析 🌿

- 红薯叶的深绿色是抗氧化能力的表现,具有高度抗氧化的功效,所含β-胡萝卜素、维生素C、钙、铁、叶绿素及膳食纤维,可清除肠道毒素,净化血液,具防癌功效。
- 大蒜含有蒜素,可排毒抗氧化,且大蒜中氨基酸、维生素及矿物质等多种营养素可活化身体和大脑,增强免疫力。

健康烹调 🍳

- 大蒜磨泥或拍碎,所产生的异味是蒜氨酸成分,会转为蒜素,用力拍打,有效成分才会释放出来,所以拍得越碎效果越好。

午餐 **第5套 ☆副食**

蒜泥红薯叶

★排毒抗癌,增强免疫力

材料:

红薯叶200克、大蒜2瓣、盐1小匙、酱油膏适量。

做法:

1. 红薯叶清洗后,用手将叶和茎分开(或切小段)。
2. 大蒜洗净,拍碎。
3. 锅内加2碗半的水大火煮开,煮开后加入油和盐,再放入红薯叶焯烫,红薯叶变色后即可捞起。
4. 焯好的红薯叶放入盘中,拌入蒜末和酱油膏即可食用。

营养分析(一人份)

营养成分	热量(千卡)	蛋白质(克)	脂肪(克)	碳水化合物(克)
	83	6.6	3.2	8

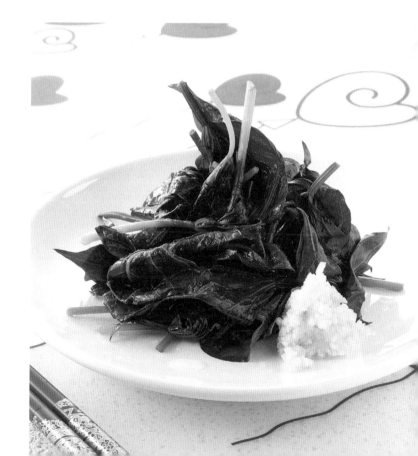

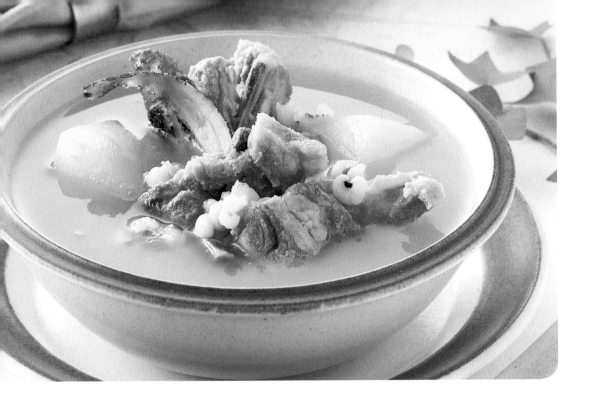

冬瓜薏米汤

★清热去火，利尿消肿，补元气

材料：

薏米20克、冬瓜300克、猪脊骨100克、黄芪10克、盐1小匙。

做法：

1. 薏米洗净后，浸泡2~3小时；冬瓜洗净、去皮、去瓤，切成3~4厘米见方的块。

2. 猪脊骨洗净后，放进水中焯烫，捞起后冲去血水。

3. 把薏米、猪脊骨及黄芪放入锅内，加4碗水，煮开后盖上锅盖，以小火炖煮约1小时，再加入冬瓜块煮5~10分钟，出锅前加盐调味即可食用。

营养分析（一人份）

营养成分	热量（千卡）	蛋白质（克）	脂肪（克）	碳水化合物（克）
	115	4.3	1.6	21

食材营养分析 🌱

• 冬瓜能促进新陈代谢，所含 β- 胡萝卜素和维生素 C 具抗氧化作用，可抗肿瘤和病毒。

• 黄芪所含的氨基酸可增强肿瘤患者的免疫功能，降低化疗的不良反应。

健康烹调 🍲

• 冬瓜性寒，容易腹泻的人不宜多吃。冬瓜是夏天的当令蔬菜，所以此汤很适合夏天食用。

食材营养分析

- 红薯含丰富膳食纤维，可排出肠道毒素，β-胡萝卜素、维生素C及维生素E含量高，具抗氧化作用，因此可防癌。红薯切面的白色液体，有助于抗癌，可预防肺癌和乳腺癌。

健康烹调

- 红薯与米饭或面条搭配食用，可减少容易产生胀气的状况，又可发挥蛋白质互补作用，增加铁质的吸收，帮助造血。红薯的颜色越深，β-胡萝卜素含量也越高。

年餐 第6套☆主食

红薯饭

★健脾养胃，增强体力，排出毒素

材料：

红薯50克、大米1/2量米杯（约50克）。

做法：

1. 红薯洗净去皮，切成滚刀块。
2. 大米洗净后，与红薯一起放入电饭锅内，加水略盖过米面约0.3厘米，煮至开关跳起即可食用。

营养分析（一人份）

营养成分	热量（千卡）	蛋白质（克）	脂肪（克）	碳水化合物（克）
	230	4	0.5	53

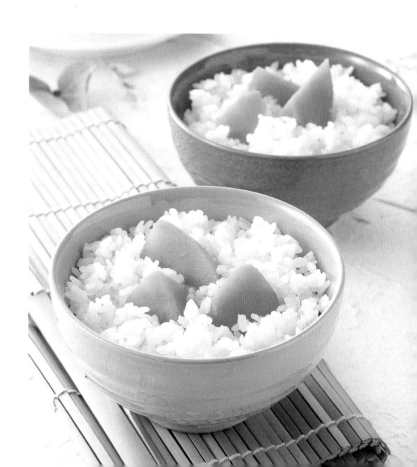

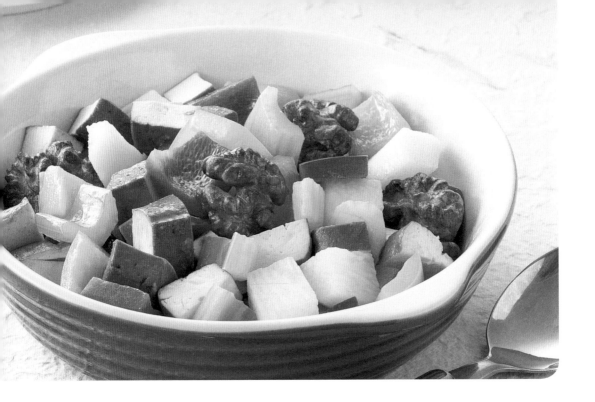

核桃炒素珍

──────────────────────────────

★ 滋养血脉，增进食欲，乌发生发，消除紧张

材料：

核桃仁3个（约10克）、山药50克、豆腐干30克、红甜椒30克、黄甜椒30克、西芹50克、盐1小匙。

做法：

1. 核桃仁洗净（保留薄皮），将烤箱温度设定为100℃，把核桃仁放在烤盘上烤5分钟左右，取出冷却备用。

2. 山药洗净去皮后切小丁；豆腐干切小丁；红甜椒、黄甜椒洗净，切菱形块；西芹洗净，切去外皮，切小丁。

3. 将山药丁、红、黄甜椒块及西芹丁放入热水中焯烫，捞起后沥干水分。

4. 起油锅，放入豆腐干丁炒至微黄，加入上步中焯好的蔬菜及1大匙水，继续翻炒2分钟，再加入核桃仁和盐拌匀，即可食用。

营养分析（一人份）

营养成分	热量（千卡）	蛋白质（克）	脂肪（克）	碳水化合物（克）
	175	8	11	11

食材营养分析

- 核桃含维生素 E、膳食纤维，和酚类物质，能减少患癌的风险性。其所含亚油酸可净化血液，提高大脑功能，增强肠胃功能和血液循环，还可松弛神经的紧张状态，消除疲劳。
- 甜椒富含维生素 C，可抗氧化。

健康烹调

- 核桃一天只能吃 4～5 个，若吃太多容易引起腹泻。核桃生吃熟吃皆可，核桃表面的褐色薄皮很有营养，吃的时候不要剥掉。
- 红、黄甜椒营养成分遇热容易流失，建议烹调时用大火快炒，能保留更多营养。

午餐 第 6 套 ☆ 汤品

干贝乌骨鸡汤

★ 气血双补，增强免疫力

材料：

干贝3~4粒、乌骨鸡腿1/2支（约100克）、竹荪10克、姜片2~3片、盐1小匙。

做法：

1. 干贝冲洗过，浸泡4~5小时。
2. 乌骨鸡腿切块洗净，放入沸水中焯烫，捞起后以大量清水冲去血水。
3. 竹荪洗净略泡一下水，挤干水分后，切1厘米长的小段，放进水中焯烫，捞起备用。
4. 把所有材料放入电饭锅内，锅内加2碗水，煮至开关跳起，加盐调味即可食用。

营养分析（一人份）

营养成分	热量（千卡）	蛋白质（克）	脂肪（克）	碳水化合物（克）
	235	38	6.4	6

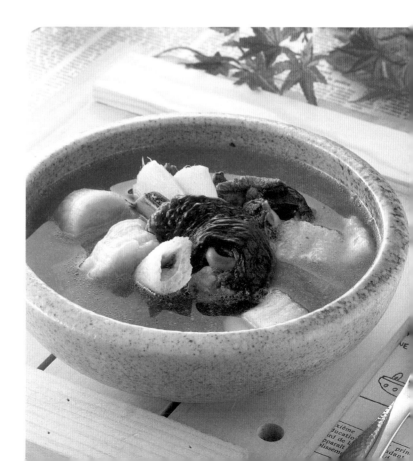

【晚餐篇】

在三餐饮食的热量分配上，晚餐应占总热量的 30%，如以每日 2000 千卡的热量计算，晚餐约需食用 600 千卡。

晚餐同午餐一样应多样化，水产品（包括藻类）不可忽视。饮食尽量清淡，少油、少盐。加工食品少吃，熏、烤、盐渍、油炸食物尽量不吃，才能真正吃出健康。

【化疗期间食谱示范】

第 1 套：梅汁排骨 · 竹荪丝瓜 · 素四物汤

（未配有主食，可另加主食 2 份）

第 2 套：燕麦饭 · 樱花虾圆白菜 · 四君子汤

第 3 套：百合扒芦笋 · 柠檬香鱼 · 地骨鸡汤

（未配有主食，可另加主食 2 份）

第 4 套：红豆五谷米饭 · 韭菜炒蛋 · 三菇鲜羹

第 5 套：百香木瓜 · 香麦蒸蛋 · 淮杞牛肉汤

（未配有主食，可另加主食 2 份）

第 6 套：双色菜花 · 清蒸鲜鱼 · 巴西蘑菇汤

（未配有主食，可另加主食 2 份）

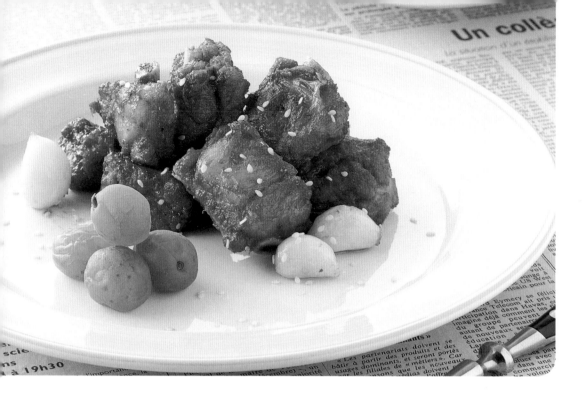

梅汁排骨

★增进食欲，恢复体力

材料：

小排100克、大蒜5~6瓣（约30克）、青梅4粒、梅子汁1大匙、酱油1小匙、梅子醋1小匙、熟白芝麻少许。

做法：

1. 小排洗净，剁切成块状，放入水中焯烫，捞起后以大量清水洗去血水。
2. 大蒜洗净备用。
3. 把小排、大蒜、梅子汁及酱油放入锅内，以大火煮开后，加进2大碗水，盖上锅盖，改转小火炖煮40分钟，其间不时搅拌，以防粘锅，煮至收汁状态后，加入梅子醋再煮5分钟即可熄火。
4. 食用前，撒上白芝麻和青梅即可。

营养分析（一人份）

营养成分	热量（千卡）	蛋白质（克）	脂肪（克）	碳水化合物（克）
	320	20	21.7	11.4

食材营养分析

- 小排富含 B 族维生素，和大蒜搭配，可提高其的吸收率，能帮助消除疲劳，减缓焦虑。
- 大蒜含蒜素，有助于恢复体力，促进排毒和抗氧化，尤其是成熟的大蒜，可帮助改善身体和大脑疲劳，增强免疫力。
- 青梅含有柠檬酸，可增进食欲，调理肠道，消除疲劳，此外青梅还可抗癌。

健康烹调

- 小排炖得软烂容易食用，再加上梅子汁，最适合脾胃虚弱、胃口不佳和接受化疗的患者。
- 小排、大蒜及青梅三种食物互相作用，效果加乘，增强抗癌效果。

- 竹荪又称真菌之花，是甚为珍贵的菇类，所含聚甘露醇有抗炎、抗肿瘤的功效。
- 丝瓜含皂苷、胶质及干扰素等特殊成分，其黏液具有多糖，可提升免疫力，还有一定的清热、消炎及抗氧化的作用。

健康烹调

- 竹荪最好能挑选野生且颜色较黄的。
- 丝瓜是夏季蔬果，最能消暑气，具清热解毒作用，对于口腔溃疡人，还能帮助消炎和抗菌。不过，丝瓜性凉，肠胃虚弱的人不要多吃。
- 葛根粉具清热解毒作用，与丝瓜合用更能加强疗效。

晚餐 第 1 套 副食

竹荪丝瓜

★ 祛风除湿，通经活络，凉血解毒

材料：

竹荪10克、丝瓜300克、葱约20克、姜20克、枸杞子10克、盐1小匙、葛根粉1大匙、香油1小匙。

做法：

1. 竹荪洗净后略泡水，挤干水分，切1厘米长的小段，放进水中焯烫，捞起备用。
2. 丝瓜洗净，去皮、去子，切成长方块；葱洗净，切成段；姜洗净切丝；枸杞子洗净。
3. 把竹荪和姜丝放入锅内，加进1/2碗水，以中火煮开，并继续中火煮5分钟，再放入丝瓜段不时翻动，煮至丝瓜呈深绿色。
4. 最后放葱段、枸杞子及盐调味，用葛根粉勾芡，出锅前淋上香油即可食用。

营养分析（一人份）

营养成分	热量（千卡）	蛋白质（克）	脂肪（克）	碳水化合物（克）
	65	3.4	0.7	12

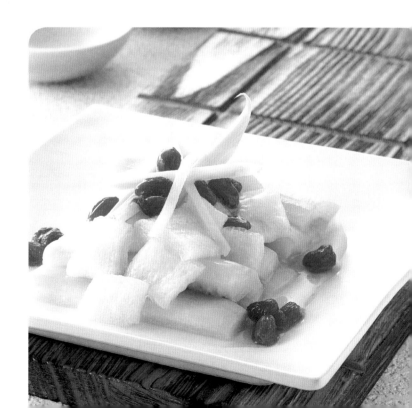

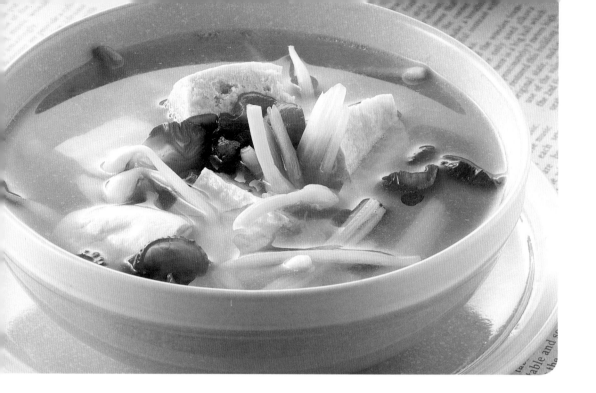

素四物汤

★ **清热解毒，增进食欲，补充体力，除烦安眠**

材料：

干黄花菜20克、干木耳20克、芹菜3～4根、黄豆芽100克、冻豆腐50克、盐1小匙、香油1小匙。

做法：

1. 干黄花菜、木耳洗净，浸泡2小时，沥干水分。

2. 芹菜洗净，切段；黄豆芽洗净，择去须根；冻豆腐洗净。

3. 把木耳、黄豆芽及冻豆腐放入锅内，加入3杯水，以中火煮20分钟，再放入黄花菜，继续煮煮10分钟；最后加入芹菜段、盐及香油即可食用。

营养分析（一人份）

营养成分	热量（千卡）	蛋白质（克）	脂肪（克）	碳水化合物（克）
	125	14	4	8.5

食材营养分析

- 黄花菜又称忘忧草，富含 β- 胡萝卜素，可清热解毒，解郁安神，帮助睡眠。其所含矿物质硒、铜、铁、钙及锌，硒与维生素 E 作用，可保护细胞膜，维持淋巴细胞活性，提升免疫力。

- 黄豆发芽后维生素 C 增加 7 倍。维生素 C 可促进红细胞再生，阻止致癌物的生成，还有抑制病毒的作用。

健康烹调

- 干燥黄花菜较无毒性，新鲜黄花菜因含秋水仙碱，必须浸泡 2 小时再食用。

食材营养分析

- 胚芽米含蛋白质、维生素 E、膳食纤维及亚油酸，可促进肠胃功能。
- 燕麦含丰富的抗氧化物，可抑制结肠癌细胞的扩散和强化免疫系统。
- 豌豆富含维生素 C、β- 胡萝卜素、铁质、蛋白质、膳食纤维质。此外，它还可促进肠道排毒，降低胆固醇。

健康烹调

- 胚芽米较糙米好消化吸收，所含维生素 B_1、维生素 E 是大米的 2 倍，非常适合化疗期间体质虚弱的人食用。
- 容易产生胀气的患者，不建议加豌豆。

第 2 套 主食

燕麦饭

★ 改善体质，增加体力，防癌抗癌

材料：

胚芽米1/2量米杯（约50克）、燕麦片20克、胡萝卜10克、豌豆10克、盐1/2小匙、酱油1/2小匙。

做法：

1. 胚芽米洗净后，浸泡2小时；燕麦片洗净备用。
2. 胡萝卜洗净去皮，切小丁；豌豆洗净；把二者一同放入沸水中焯烫，捞起沥干水分。
3. 把胚芽米和燕麦片放入电饭锅内，加水略盖过米面约0.3厘米，煮至开关跳起。
4. 把焯好的胡萝卜丁、豌豆、盐及酱油拌入煮好的饭内，搅拌均匀，即可食用。

营养分析（一人份）

营养成分	热量（千卡）	蛋白质（克）	脂肪（克）	碳水化合物（克）
	273	7.5	3.3	53

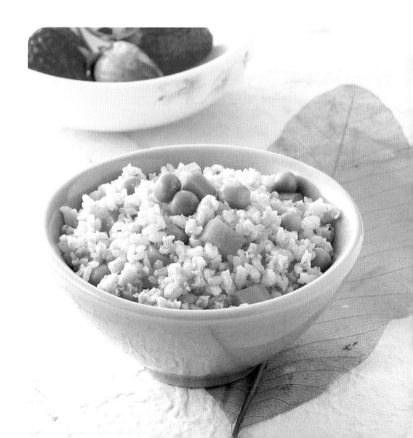

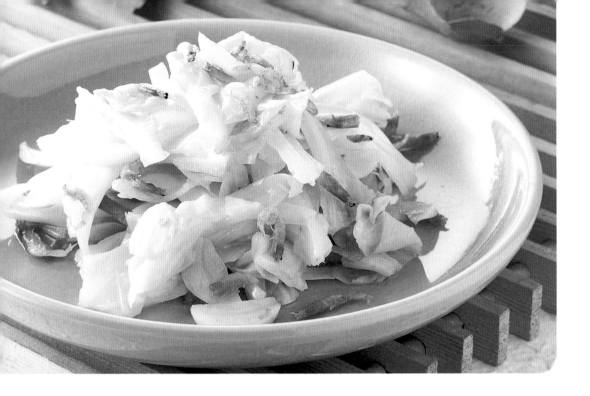

樱花虾圆白菜

★ 增进食欲，促进消化，补充体力，防癌抗癌

材料：

圆白菜200克、樱花虾10克、大蒜2～3瓣（约10克）、橄榄油5毫升、盐1/2小匙。

做法：

1. 圆白菜洗净后，用手撕成片状。

2. 樱花虾洗净，浸泡10分钟后即捞起；大蒜洗净，拍碎。

3. 起油锅，放入蒜末爆香，再加入樱花虾炒出香味，最后放入圆白菜，加1大匙水，翻炒至叶片熟软，加盐调味即可食用。

营养分析（一人份）

营养成分	热量（千卡）	蛋白质（克）	脂肪（克）	碳水化合物（克）
	115	8.2	6	9

食材营养分析

• 圆白菜属十字花科蔬菜，含多种抗癌成分，其所含萝卜硫素抗癌效力强，所含吲哚和异硫氰酸盐能阻断并抑制癌的形成，并能抑制黄曲霉素。圆白菜含多种氨基酸、胡萝卜素、维生素C、锌及硒，具有抗癌力和提升免疫力的效用。

健康烹调

• 生吃圆白菜可得到充分的抗癌作用，所以建议短时间快速烹调的方式，如快炒、焯烫，可保留较多营养素。圆白菜还可调节血糖和血脂，糖尿病患者可适当多吃。

食材营养分析 🌶

- 中药材有党参、茯苓、白术、甘草及红枣。党参具有温补气血和镇静安神的作用，同时能帮助提升白细胞。白术和茯苓可健脾和胃，帮助消化。红枣可提高白细胞还有镇静安神的效果，温补气血。甘草含有甘草酸，可诱生干扰素，能抗病毒、抗肿瘤、增强免疫力。

健康烹调 🐷

- 四君子汤适用于脾胃气虚、呕吐腹泻、消化不良、食欲不振、全身倦怠、面色苍白症状。不妨可多煮些，如果食欲不振，就多喝些药汤补充热量。
- 化疗期间出现白细胞不足，气虚体弱的情况，可炖此汤来滋补调养，增加体力。

晚餐 第2套 汤品

四君子汤

★ 健脾和胃，增加体力，提升免疫力

材料：

土鸡腿1/2只（约150克）、红枣8粒、党参10克、茯苓10克、白术10克、甘草3克、盐1/2小匙。

做法：

1. 鸡腿洗净后，放入沸水中焯烫，捞起以清水冲去血水。
2. 将所有药材清水略洗一下，和鸡腿一起放入电饭锅内，锅内加3碗水，炖煮至开关跳起，加盐调味即可食用。

营养分析（一人份）

营养成分	热量（千卡）	蛋白质（克）	脂肪（克）	碳水化合物（克）
	265	30	4	26

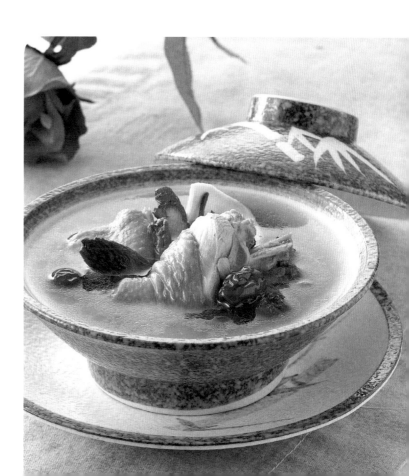

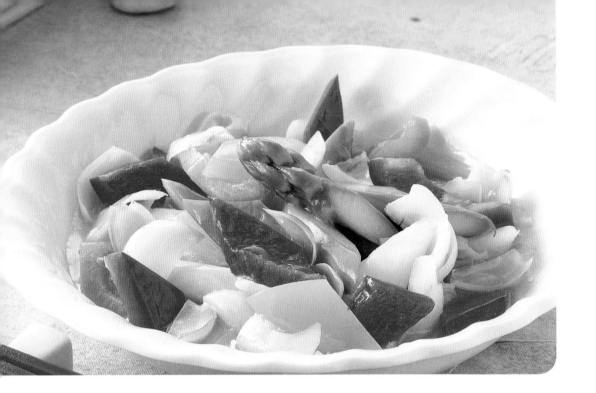

百合扒芦笋

★恢复体力，宁心安神

材料：

新鲜百合1/2粒（约30克）、红甜椒50克、黄甜椒50克、芦笋2～3根（约50克）、酵母调味粉1小匙、葛根粉1大匙、香油1小匙。

做法：

1. 百合清洗后，剥成一片一片，放入沸水中焯烫，捞起沥干水分；红甜椒、黄甜椒洗净，切成菱形块备用。

2. 芦笋洗净，削掉茎部较粗的皮，斜切成段，放入水中焯烫，捞起冲冷水。

3. 锅内加1碗水，煮开后放入百合片、芦笋段及甜椒块翻拌一下，再加入酵母调味粉，最后用葛根粉加水勾芡，滴入香油即可食用。

营养分析（一人份）

营养成分	热量（千卡）	蛋白质（克）	脂肪（克）	碳水化合物（克）
	115	3.8	0.5	25

食材营养分析

- 百合性寒，润肺止咳，清心安神，含多种氨基酸，可提高人体免疫功能和抗癌作用。

- 芦笋富含氨基酸，可促进新陈代谢，消除疲劳，增加免疫力。其还含有丰富的谷胱甘肽，可使即将癌化的细胞恢复正常。另外芦笋也含有叶酸和钴，可和铁共作用，预防贫血。

健康烹调

- 芦笋可改善癌症（如乳腺癌、膀胱癌、白血病）反应，可作为抗癌辅助食品。

- 可用新鲜或罐头芦笋（已煮熟），打成芦笋泥，放于冰箱内，每天服用2次（1次4小匙），可帮助增强体质，但芦笋泥保存不能超过7天。

食材营养分析

- 香鱼的肉质细嫩，富含蛋白质，容易消化。其含有钙和磷，维生素Ａ的含量也高，是极佳的滋养品。
- 柠檬含有机酸，除了有极强的杀菌作用，还能促进胃肠蠕动，帮助消化。

健康烹调

- 香鱼产于溪水无污染之处，具有香味，是较安全无污染的河鱼，可安心食用。香鱼也可用烤或煮的方式，更能保留香味，加上它肉细、刺少，是病后极佳的滋补美食。

第3套☆副食

柠檬香鱼

★滋补身体，增强抵抗力

材料：

香鱼1条（约120克）、盐1/2小匙、柠檬1/4片。

做法：

1. 香鱼刮鳞、去除内脏洗净，沥干水分后，在鱼身两面抹上一层薄薄的盐。
2. 柠檬外皮洗净后，切薄片备用。
3. 起油锅，放入香鱼煎5分钟，翻面再续煎5分钟，待鱼肉熟透，即可盛起。
4. 食用前挤上柠檬汁，更加美味。

营养分析（一人份）

营养成分	热量（千卡）	蛋白质（克）	脂肪（克）	碳水化合物（克）
	213	22.3	12	4

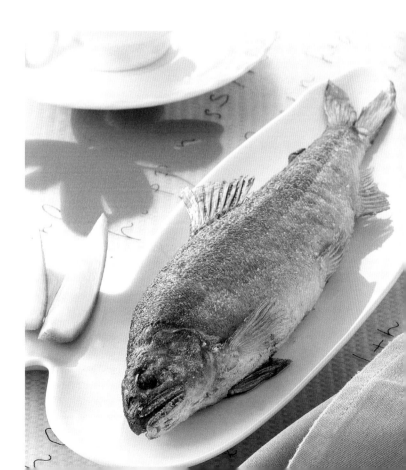

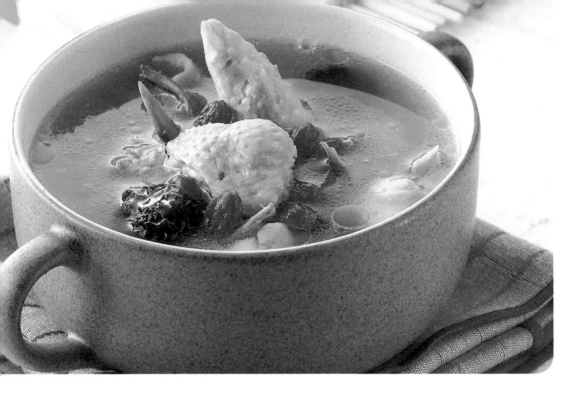

地骨鸡汤

★清热去火，增强体力

材料：

土鸡腿1只（约100克）、地骨皮30克、黑枣20克、枸杞子10克、料酒1大匙、盐1/2小匙。

做法：

1. 鸡腿洗净后，剁切块状，放入沸水中焯烫，捞起以清水冲去血水。
2. 地骨皮和黑枣洗净；枸杞子略冲一下水备用。
3. 把地骨皮放入电饭锅内，锅内加2碗半的水，炖煮至开关跳起，再放入鸡腿、黑枣及料酒，继续炖煮至开关跳起，出锅前加入枸杞子和盐调味即可食用。

营养分析（一人份）

营养成分	热量（千卡）	蛋白质（克）	脂肪（克）	碳水化合物（克）
	212	21	5	21

食材营养分析

- 地骨皮就是枸杞子根部的皮，可清热凉血、退虚热。如果化疗患者在夏季中暑热、发汗多，又不宜用凉性食物或消炎药物，即可用地骨皮退虚热。

健康烹调

- 地骨皮鸡汤，很适合夏季酷热时食用，可帮助清暑热。但腹泻时不要饮用此汤，因为地骨皮性凉。地骨皮也可以和黑枣熬煮久一点，量多一些，当作日常饮料，一天喝2次。

食材营养分析

- 大花芸豆含较多的膳食纤维和皂角苷，能帮助通肠、排毒及抗癌，加上铁和叶酸的含量也高，可促进造血功能。
- 鸡头米的蛋白质含量高，膳食纤维也多，可补充体力和促进肠道排毒。
- 五谷米含各类谷物,包含红扁豆、野米、糙米、裸麦、小米及高粱等，营养丰富，可提供热量，促进排毒。

健康烹调

- 大花芸豆和鸡头米放入电饭锅蒸煮时，记得要分开煮，否则会互相染色。
- 香甜可口的五谷米饭，除了直接食用，还可做成饭团享用。不过，容易腹胀的人不建议多吃豆类。

晚餐　第4套　主食

红豆五谷米饭

★ 气血双补，增加体力，排毒抗癌

材料：

大花芸豆10克、鸡头米10克、五谷米1/2量米杯（约60克）、三宝粉1大匙。

做法：

1. 大花芸豆和鸡头米洗净，分别浸泡7～8小时；五谷米洗净，浸泡2～3小时备用。
2. 把大花芸豆先放入电饭锅内，锅内加1杯水，煮至开关跳起即可；鸡头米也以同样的方式煮好。
3. 把五谷米、煮好的大花芸豆及鸡头米一同放入电饭锅拌匀，锅内加水盖过米面0.3厘米，煮至开关跳起，趁米饭温热时加入三宝粉拌匀即可。

营养分析（一人份）

营养成分	热量（千卡）	蛋白质（克）	脂肪（克）	碳水化合物（克）
	260	7.7	1.8	54

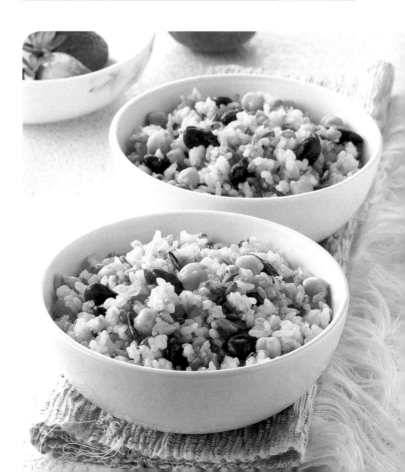

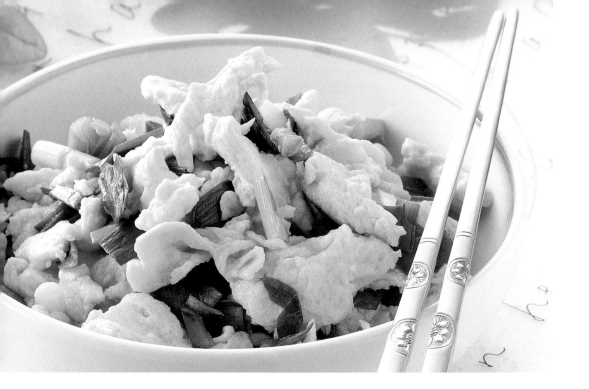

韭菜炒蛋

★ 健胃除烦，清热解毒

材料：

韭菜50克、鸡蛋1个、盐1/2大匙。

做法：

1. 韭菜洗净，沥干水分（干一点比较好煎），切成段。

2. 鸡蛋打散。

3. 炒锅加油烧热，把蛋液倒入锅内，以中火快炒，并用筷子不断搅散，最后加入韭菜拌匀，见韭菜颜色变深绿色，出锅前加盐调味即可食用。

营养分析（一人份）

营养成分	热量（千卡）	蛋白质（克）	脂肪（克）	碳水化合物（克）
	185	8	16	2.3

食材营养分析

- 韭菜是精力蔬菜，富含 β- 胡萝卜素、维生素 C 及维生素 E，具有抗氧化作用。其又含有维生素 B_1 和维生素 B_2，对消除疲劳非常有效。而所含的锌元素更可滋补肝肾。此外，韭菜膳食纤维多，可促进胃肠蠕动，有助排毒。

健康烹调

- 韭菜滑肠，胃肠虚弱、容易腹泻的人不宜食用。

- 除了炒鸡蛋，韭菜炒猪肝也是极佳的滋养品，可以替换食用。

食材营养分析

- 柳松菇、杏鲍菇及香菇都含有多糖和膳食纤维，可抗肿瘤，调节免疫功能，所含丰富B族维生素，能协助新陈代谢。
- 香菜含维生素C、镁、钙及甘露醇，可健胃理肠，促进食欲。

健康烹调

- 柳松菇类选购时要注意新鲜度，如果变黑或出水，不宜食用。
- 菇类可自行更换种类，如金针菇、真姬菇等。此外，菇类可煮久一点，让其更加美味提鲜，越煮味道越浓。

晚餐 第4套☆汤品

三菇鲜羹

★ 促进食欲，补充体力，防癌抗癌

材料：

柳松菇50克、杏鲍菇50克、香菇50克、猪肉馅50克、胡萝卜20克、香菜少许、柴鱼片1小包（约10克）、盐1/2小匙、酱油1大匙、红薯淀粉1大匙、香油1/2小匙。

做法：

1. 柳松菇切除蒂头、洗净；杏鲍菇和鲜香菇洗净，分别切成长条状；胡萝卜洗净去皮，切成细丝；香菜洗净后切碎备用。

2. 猪肉馅加入酱油拌匀（也可加点红薯淀粉，好让猪肉馅烹煮时，较不易散掉）。

3. 把柳松菇、杏鲍菇及鲜香菇条放入锅内，加进3碗水，煮开后放入猪肉馅、胡萝卜丝及柴鱼片，重新煮开5~10分钟后，加入盐和酱油调味，并用红薯淀粉加水勾芡，淋上香油，撒上香菜末即可食用。

营养分析（一人份）

营养成分	热量（千卡）	蛋白质（克）	脂肪（克）	碳水化合物（克）
	195	17	1	30

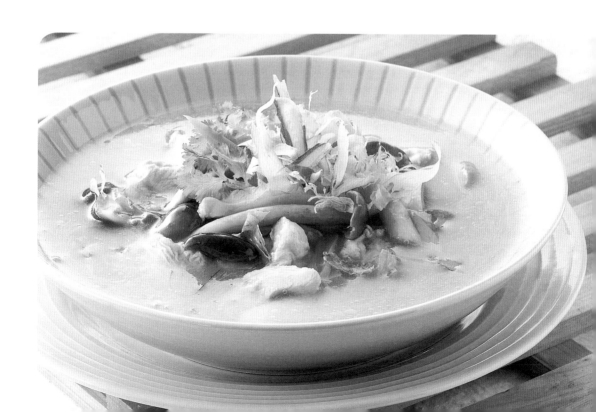

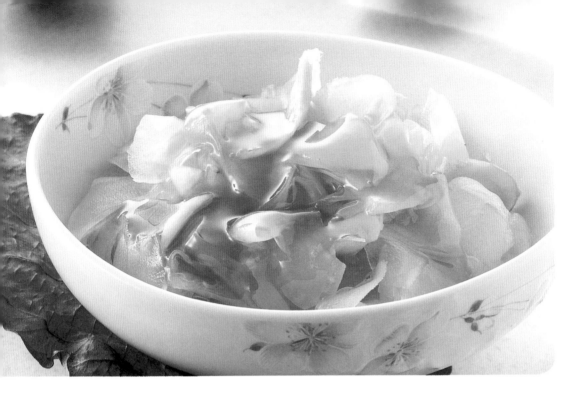

百香木瓜

★ 止呕消胀，增进食欲

材料：

青木瓜1/2个（约200克）、盐2小匙、嫩姜50克、柠檬1个（约50克）、百香果汁30毫升。

做法：

1. 青木瓜洗净，去皮挖子后，用刨刀将瓜肉刨成丝。

2. 将青木瓜丝加1小匙盐抓拌，腌渍1小时，让瓜肉变软，再将盐分洗掉，挤干水分。

3. 嫩姜洗净、切薄片，加1小匙盐抓拌，腌渍1小时再将盐分洗掉，挤干水分；柠檬挤汁并过滤除子。

4. 把青木瓜丝和嫩姜片放放碗中，加入柠檬汁和百香果汁，搅拌均匀后，放入干净的容器内密封好，放进冰箱内冷藏，浸泡1天后即可食用。

营养分析（一人份）

营养成分	热量（千卡）	蛋白质（克）	脂肪（克）	碳水化合物（克）
	160	3	1.2	36

食材营养分析

• 青木瓜含维生素 C 和 β- 胡萝卜素，具抗氧化作用，可预防肿瘤形成；其所含的木瓜碱有抗肿瘤作用。此外，木瓜蛋白酶还可帮助消化，改善化疗后的腹胀、消化不良、口渴及燥热等症状。

• 姜所含的姜油能抑制癌细胞发育；姜辣素则具有极强抗氧化作用，能帮助抗癌。此外，姜是消除恶心的天然药方，能帮助纾解化疗后所产生的恶心不适感。

健康烹调

• 木瓜和姜一同食用，可以加强抗肿瘤的效果，并能有效改善恶心、呕吐及胀气。

食材营养分析 🌿

- 麦片含膳食纤维，能促进肠道排毒。
- 鸡蛋富含优质蛋白质，且含大量维生素 E、维生素 B$_2$，可强化血液和肌肉，增加体力。

健康烹调 🐷

- 蛋液和水的比例为 1 :（2～3），蒸出来的蛋最可口。
- 接受化疗的人，如果胃口不佳，吞食困难，蒸蛋很适合。

第5套☆副食

香麦蒸蛋

★ 补充体力，增强免疫力

材料：

麦片10克、胡萝卜20克、鸡蛋1个、盐1/2小匙。

做法：

1. 胡萝卜洗净，切丁；麦片和胡萝卜丁，分别放入沸水中焯烫至微熟状态，捞起沥干水分。
2. 鸡蛋打入碗内，加入3倍的水量，搅打成起泡状态，再放入麦片和盐，搅拌均匀。
3. 把蛋液放入锅内，中火蒸10分钟，待蛋液已凝固，撒上胡萝卜丁，即可食用。

营养分析（一人份）

营养成分	热量（千卡）	蛋白质（克）	脂肪（克）	碳水化合物（克）
	135	8.5	6.8	9

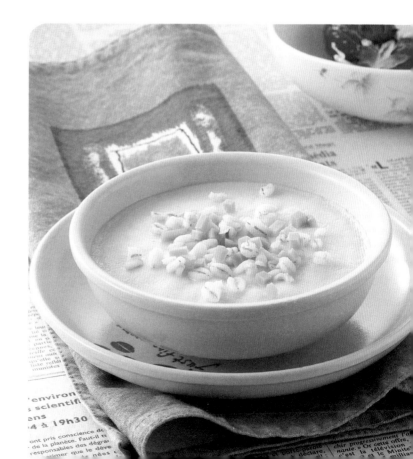

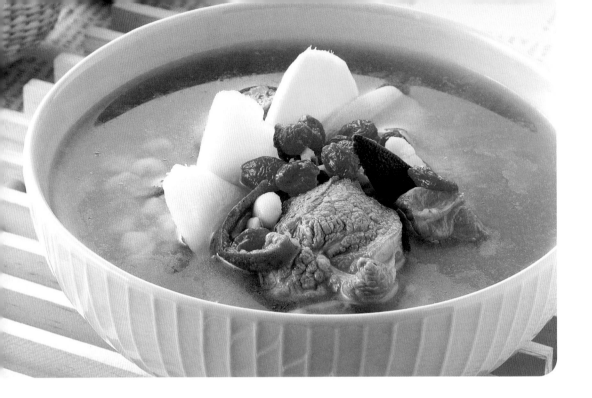

淮杞牛肉汤

★ 健脾开胃，滋补身体，增强抵抗力

材料：

牛腱子肉150克、淮山10克、枸杞子10克、芡实10克、陈皮5克、姜片30克、料酒1~2大匙、盐1/2小匙。

做法：

1. 牛腱子肉洗净，切成3厘米见方的块，放入沸水中焯烫，捞起以清水冲去血水。

2. 将其余中药材，以清水洗净。

3. 把牛腱子肉块、淮山、芡实、陈皮及姜片，一起放入电饭锅内，锅内加3碗水和料酒，煮至开关跳起。

4. 续加入枸杞子和盐调味，煮至开关跳起，即可食用。

营养分析（一人份）

营养成分	热量（千卡）	蛋白质（克）	脂肪（克）	碳水化合物（克）
	245	33	6	15

食材营养分析

- 牛腱子的瘦肉脂肪低，又耐炖煮，其含有优质蛋白质、铁及锌，与中药材一同炖煮，可帮助滋补身体。

- 芡实味甘性平，含淀粉、蛋白质、维生素C和B族维生素，有补脾、止泻及祛湿的效用。

- 陈皮含陈皮素和挥发油，有理气、健脾、化痰及止呕的疗效。

健康烹调

- 淮杞牛肉汤可补充体力，尤其适合化疗的人，能促进食欲，提升白细胞功能。此汤可多煮一些，放进冰箱内冷藏，方便随时食用。

食材营养分析

- 西蓝花含异硫氰酸盐，可抑制癌细胞的增殖，β-胡萝卜素和谷胱甘肽的含量丰富，可抑制自由基产生，其维生素C、B族维生素、铁、亚麻油酸及钙质也都很丰富，可提高免疫力。
- 秀珍菇含丰富的必需氨基酸，是素食者蛋白质的来源。其子实体中的糖蛋白有助于杀死肿瘤细胞。

健康烹调

- 西蓝花用焯烫的烹饪方式，时间不要过久，一变深绿色即可捞起，而烫菜的水里含多量抗癌成分，也可饮用（西蓝花要确保无农药存留才行）。西蓝花的茎节外皮不要剥掉，最好一起食用，因为其含有名为吲哚的抗癌物。
- 酱汁可随个人喜好变更，香椿酱汁也具抗癌功效。
- 此菜做法简单，所含味噌汁、西蓝花及秀珍菇都具有抗癌成分，可常食用。

晚餐 第6套☆副食

双色菜花

★ 补充体力，防癌抗癌

材料：

西蓝花50克、菜花50克、胡萝卜50克、秀珍菇50克、紫甘蓝20克、梅汁、味噌汁或香椿汁1大匙（约20毫升）。

做法：

1. 西蓝花和菜花洗净，切小朵；胡萝卜洗净去皮，切小片；秀珍菇洗净，切除蒂头，切小朵。
2. 把上步处理好的食材，放入水中煮熟，捞起冲凉备用。
3. 紫甘蓝洗好后，沥干水分，切细丝。
4. 把烫好的蔬菜和紫甘蓝丝，全部放在盘子内，淋上酱汁即可食用。

营养分析（一人份）

营养成分	热量（千卡）	蛋白质（克）	脂肪（克）	碳水化合物（克）
	100	6	1.5	16

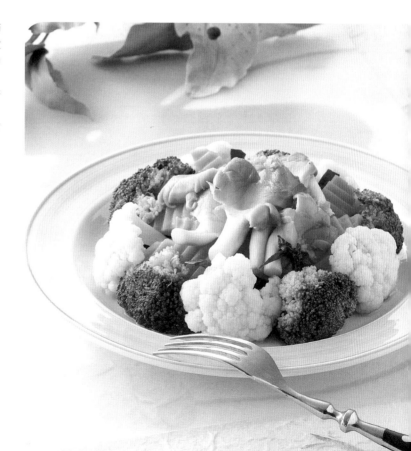

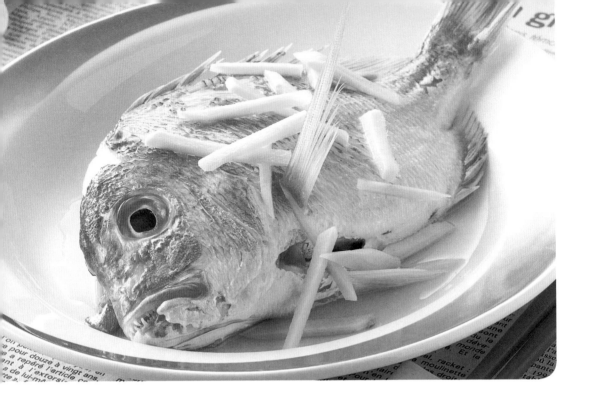

清蒸鲜鱼

★ 止呕、散热、解毒、防癌、补充体力

材料：

真鲷鱼1条（约120克）、姜丝20克、盐1/2小匙、料酒1/2小匙。

做法：

1. 真鲷鱼刮去鳞片，清除内脏，洗净后擦干水。
2. 把鱼放在有深度的盘子内，鱼身上面放姜丝。
3. 锅内水煮滚后，将鱼放入，盖上锅盖，以大火蒸3~5分钟，取出后，再加入盐和料酒，即可食用。

营养分析（一人份）

营养成分	热量（千卡）	蛋白质（克）	脂肪（克）	碳水化合物（克）
	140	25	4	1

食材营养分析

- 真鲷鱼是名贵鱼类，富含蛋白质。此外，其维生素A含量也极高，能保护黏膜层，可作为化疗时的营养补品。

健康烹调

- 呕吐或肠胃不舒服的人，可喝些姜汤或多吃鱼肉，来补充体力。
- 也可用鱼肉较细嫩的马头鱼、鲈鱼来替换。
- 蒸鱼时，要等水开后才能放入鱼，这样才可以保持鱼肉的嫩度，大火蒸5分钟即可。

食材营养分析

- 姬松茸富含多糖，可抗肿瘤，提升免疫力。
- 牛蒡含有精氨酸，能促进性激素的分泌，可提升精力。另外，其所含膳食纤维能发挥强大抗癌作用。
- 莲藕富含维生素C、天门冬氨基酸，煮熟后食用，能健脾、养胃、养气及养血。

健康烹调

- 姬松茸是日本人常用来防癌的食物，在生机店可买到干货。
- 姬松茸汤称为保健抗癌汤，具有超强抗氧化和抗癌成分，全家都适合喝。

晚餐 第6套☆汤品

巴西蘑菇汤

★ 健脾养胃，增强体力，强力抗癌

材料：

干姬松茸20克、猪脊骨100克、牛蒡50克、莲藕1小节（约100克）、胡萝卜1/2条（约50克）、红枣10粒（约20克）、料酒2大匙、盐1/2小匙。

做法：

1. 姬松茸洗净后，放入开水浸泡2小时，对切两半。
2. 猪脊骨洗净后，放进沸水中焯烫，捞起后洗去血水。
3. 牛蒡洗净去皮，斜切成2~3厘米长的小段；莲藕洗净，切薄片；胡萝卜洗净，去皮，切成块；红枣洗净备用。
4. 把所有材料（包含料酒）放入电饭锅内，锅内加3碗水，煮至开关跳起，加盐调味即可食用。

营养分析（一人份）

营养成分	热量（千卡）	蛋白质（克）	脂肪（克）	碳水化合物（克）
	265	10.5	1.2	54

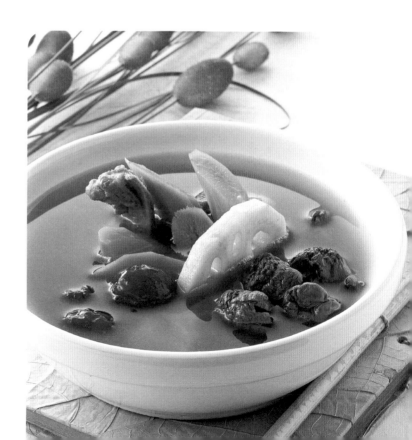

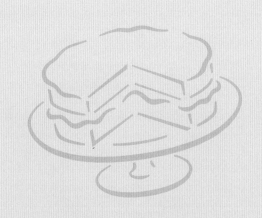

【点心 & 保健茶篇】

在接受治疗时，患者常因不良反应而无法进食，或食欲不振、食之无味。可在餐与餐之间准备一些小点心，建议多选择体积小但热量高的点心，来补充热量及营养。

【化疗期间食谱示范】

点　心：薏米薄荷汤·银耳百合汤·红芋奶露·枸杞藕粉糊

　　　　杏仁桑葚冻·酸奶石花冻·首乌芝麻糊·野米桂圆粥

保健茶：舒咽茶·参麦茶·紫苏生姜饮·菊芍饮

　　　　玫瑰蜜茶·白术抗癌茶·黄芪红枣茶·补气汤

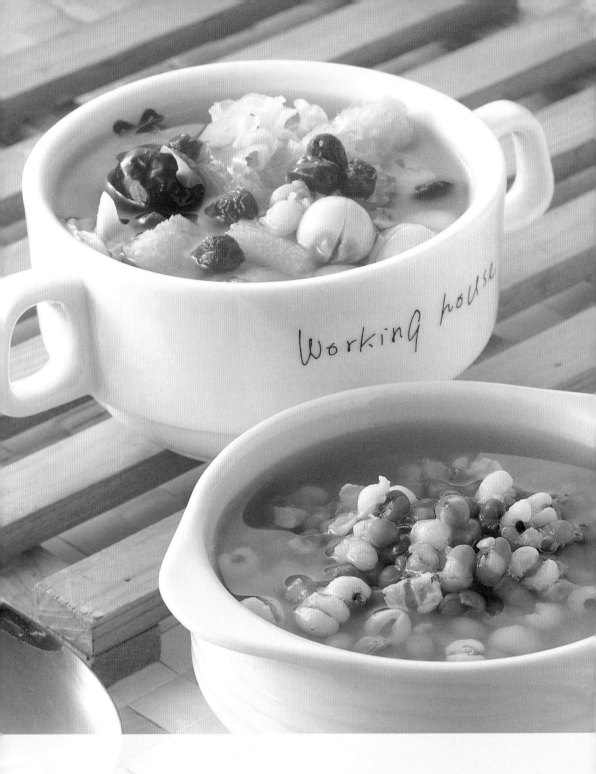

营养分析（一人份）

	热量（千卡）	蛋白质（克）	脂肪（克）	碳水化合物（克）
薏米薄荷汤	183	10	1.3	33
银耳百合汤	240	11	1	50

2道

薏米薄荷汤

★ *清热解毒，改善口腔不适，减轻疼痛*

材料：

薏米20克、绿豆30克、干薄荷叶5克、冰糖10克。

做法：

1. 薏米和绿豆洗净，浸泡4小时，把水倒掉备用。
2. 把薏米和绿豆放进锅内，加2碗半的水，大火煮开后，盖上锅盖，改转小火煮30分钟。
3. 加入薄荷叶和冰糖，再续煮10分钟后熄火，放凉后即可食用。

银耳百合汤

★ *清热退火，增强白细胞活力，提升免疫力*

材料：

薏米20克、干银耳10克、竹荪1~2条（约10克）、莲子30克、红枣10粒（约20克）、干百合20克、西洋参7~8片（约10克）、枸杞子20粒（约10克）、冰糖10克。

做法：

1. 薏米洗净，浸泡5~6小时；干银耳洗净，浸泡1~2小时，去掉蒂头，撕小片备用。
2. 竹荪洗净，略泡一下水，切小段、焯烫后捞起。
3. 莲子、红枣、百合、西洋参及枸杞子以清水冲洗好。
4. 将除枸杞外所有材料，放入电饭锅内，锅内加4碗水，煮至开关跳起，加入枸杞子和冰糖，继续煮至开关跳起，即可食用。

食材营养分析

- 薏米含硒元素，可抑制癌细胞增生，常吃可减少肺癌发病机会。
- 绿豆含丰富维生素，和钾、钙、磷等矿物质，能增强体力，提升免疫力。
- 薄荷可减轻口腔不适，增加舒适感。
- 银耳含多糖和铁、镁、钙、钾等矿物质，又含有多种氨基酸，能增强白细胞功能，提升免疫力。
- 红枣具有抗癌活性，其所含多维生素和微量元素可增强免疫功能。
- 西洋参含人参皂苷，能提升免疫力。

健康烹调

- 薏米薄荷汤也可以不加冰糖，当作开水饮用，放凉后喝效果更好。
- 化疗后口腔黏膜破损，无法进食固体食物，这时可食用银耳百合汤，补充热量和促进白细胞增生，尤其在白细胞数目不足时更应常吃。
- 银耳可先用果汁机打碎，再和其余材料一同煮成糊状，更方便进食。

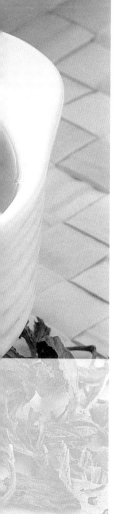

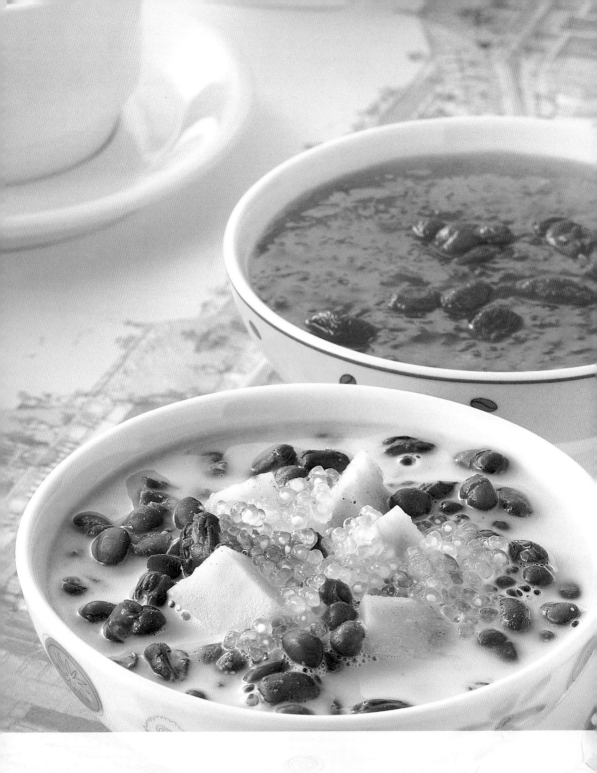

营养分析（一人份）

	热量（千卡）	蛋白质（克）	脂肪（克）	碳水化合物（克）
红芋奶露	307	11	5.3	54
枸杞藕粉糊	215	2.5	0.2	51

点心 **2道**

红芋奶露

★补气补血，消除疲劳，恢复元气

材料：

红豆30克、西米10克、芋头50克、牛奶50毫升、冰糖30克。

做法：

1. 红豆洗净，浸泡8小时，把水倒掉，将红豆放入碗内，加少许水盖过红豆，放进电饭锅内，加适量水，蒸煮至熟透。
2. 锅中放水煮沸西米，边煮边搅拌至西米呈透明状，捞出冲冷水。
3. 芋头洗净去皮，切块状；牛奶加入1碗半的水调匀；将芋头和奶放入锅中，以中火煮约30分钟，让芋头熟软。
4. 把煮好的红豆、西米及冰糖加入芋头牛奶中，慢慢煮至泥状，即可食用。

枸杞藕粉糊

★清凉去火，改善贫血，补充体力，恢复元气，调节免疫

材料：

藕粉30克、枸杞子20粒（约20克）、细粒冰糖1大匙（约10克）。

做法：

1. 枸杞子洗净，用开水冲洗一遍。
2. 将藕粉和冰糖放入碗内，冲入250毫升开水调匀，让藕粉颗粒充分溶解。
3. 把枸杞子加入藕粉糊中，搅拌调匀即可食用。

食材营养分析

- 红豆外皮含丰富的多酚化合物，具抗氧化作用，可活化细胞，净化血液。红豆还富含膳食纤维，能促进肠蠕动，排出毒物，所含的叶酸，能促进造血功能。
- 西米性味甘温，可温平补脾，改善消化不良现象，最适于化疗后肠胃道不舒适的滋补。
- 牛奶味甘、性微寒，可润肠通便，同时含多种维生素、叶酸等，能补充元气。
- 藕粉含铁质，可改善贫血，也是病后很好的滋补品。
- 枸杞子含 β- 胡萝卜素、维生素 B_1、维生素 B_2 和维生素 C，还含有铁、钾、镁等矿物质，具有免疫调节、抑制肿瘤的效果。

健康烹调

- 红豆和西米可一次多煮一点，分装成小包放在冰箱内储存，想吃时再加入芋头或红薯，可当点心食用。
- 藕粉淀粉量很高，糖尿病患者不宜多食用。藕粉可作为热量不足时的补充品。

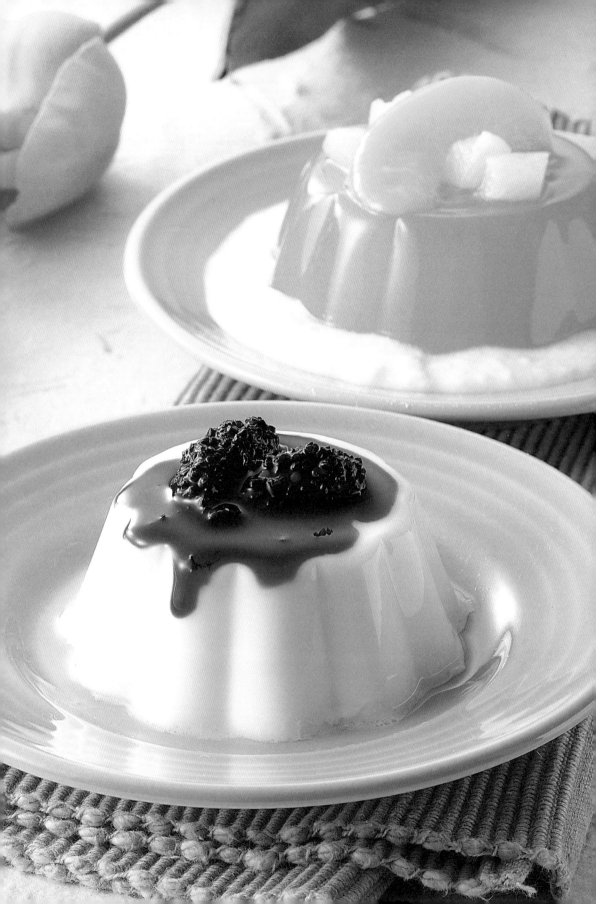

点心 2道

杏仁桑葚冻

★补气补血，预防风寒

材料：

杏仁粉10克、吉利丁粉1~1.5大匙、全脂牛奶300毫升、桑葚酱20毫升。

做法：

1. 杏仁粉加50毫升水，调成糊状；吉利丁加50毫升水，调匀后放入热水中隔水化开。
2. 全脂牛奶倒进杏仁糊内，以中火边煮边搅拌直至煮开。
3. 将吉利丁液缓缓加入，搅拌均匀后即可熄火。将做好的杏仁奶液倒入干净的容器内，待其稍凉后放进冰箱内冷藏。
4. 食用时淋上桑葚酱，以增加美味。

酸奶石花冻

★清热去火，增加食欲，帮助消化

材料：

石花菜30克、冰糖30克、酸奶50毫升、菠萝丁30克、水蜜桃丁30克。

做法：

1. 石花菜浸泡1小时后，取出以清水不断冲洗，去除杂质。
2. 石花菜放锅中，加进4碗水，以大火煮开后，盖上锅盖改转小火煮1小时，熬至呈黏胶状，再加入100毫升的水继续煮开。
3. 以滤网滤出石花冻汁，倒入干净的容器内，待其稍凉后放进冰箱内冷藏。
4. 取出石花冻倒在盘子内，淋上酸奶，撒上菠萝丁、水蜜桃丁即可食用。

营养分析（一人份）

	热量（千卡）	蛋白质（克）	脂肪（克）	碳水化合物（克）
杏仁桑葚冻	100	0.4	1	23
酸奶石花冻	180	1.5	1	42

食材营养分析

- 南杏仁带甜味，含杏仁油，有祛痰、止咳的疗效。
- 桑葚味甘性温，含胡萝卜素和维生素 C，有补肝、养血、生津的效果。
- 石花菜属于红藻类，其含有丰富的维生素 B_1、维生素 B_2 以及钾、碘和钙等矿物质，可以说是海中珍品，不仅能促进肠蠕动，帮助消化，还能排出毒素。

健康烹调

- 通常 1 大匙杏仁粉约配 300 毫升的水量，不要过浓。
- 杏仁桑葚冻最适合口腔黏膜溃疡、无法吞食的病友食用。
- 酸奶石花冻酸中带甜，不仅增进食欲又能帮助消化，不过肠胃寒虚者不宜多吃，以免腹泻。也可在石花冻上淋些百香果汁、柠檬汁，更能增进食欲。

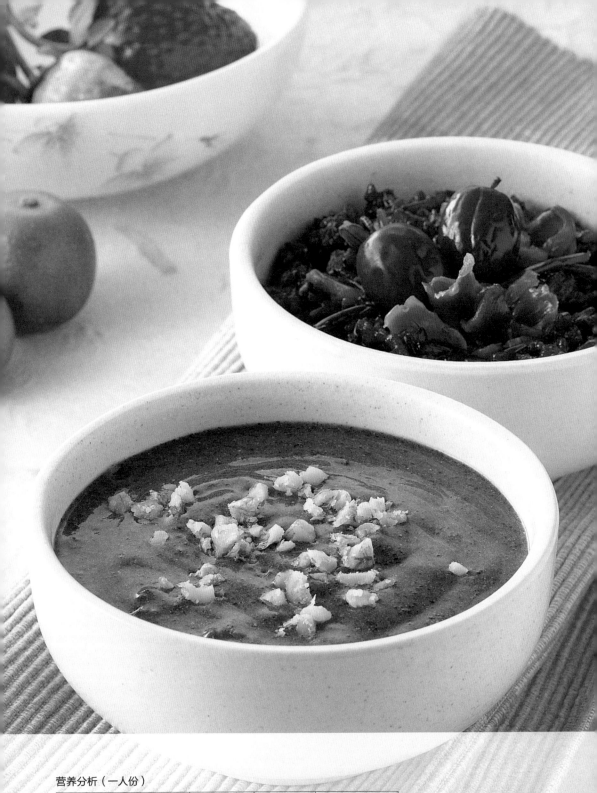

营养分析（一人份）

	热量（千卡）	蛋白质（克）	脂肪（克）	碳水化合物（克）
首乌芝麻糊	135	1.8	5.5	21
野米桂圆粥	360	7.5	1.2	80

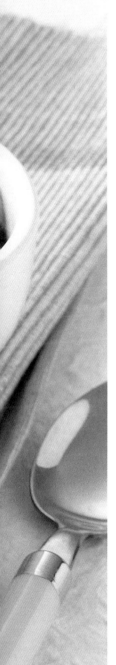

点心 2道

首乌芝麻糊

★增加体力，滋润乌发，帮助生发

材料：

何首乌10克、黑芝麻粉2大匙（约20克）、冰糖10克、葛根粉1大匙（约10克）。

做法：

1. 何首乌洗净，加500毫升水，用中火煮20～30分钟，约剩250毫升的汤汁时熄火，取出何首乌。
2. 把黑芝麻粉加入何首乌汤汁内，搅拌均匀，并加入冰糖煮至糖化。
3. 将葛根粉加点水化开后，倒入何首乌汤汁内勾芡，以小火边煮边搅拌成糊状，盛出即可食用。

野米桂圆粥

★驱寒暖胃，健脾补血，养心安神

材料：

红糯米30克、圆糯米30克、野米10克、红枣10粒（约20克）、冰糖10克、桂圆肉20克。

做法：

1. 红糯米和圆糯米洗净，浸泡4小时。
2. 野米略冲洗（将第二次的洗米水保留），浸泡6小时。
3. 把红糯米、圆糯米、野米及红枣放入电饭锅内，锅内加2碗半的水，煮至开关跳起，加入桂圆肉和冰糖，再继续煮至开关跳起，闷20分钟，即可食用。

食材营养分析

- 何首乌味苦甘涩，性微温，具降血脂的功效，其还富含锌，对白发、掉发的人，有促进头发再生的作用。
- 黑芝麻具有强大的抗氧化作用，可预防癌症；其所有蛋白质、B族维生素、维生素E及丰富的钙质，可补充体力。
- 红糯米含B族维生素、钙、磷、镁花青素等成分，能清除自由基，改善贫血，对病后体虚和贫血有很好的补养作用。
- 野米原产于加拿大，富含B族维生素和铁，能帮助造血功能。
- 桂圆肉含有磷、钾及丰富的维生素C，具有安神作用。

健康烹调

- 黑芝麻粉可依个人喜好斟酌添加，但不要加太多，以免味道发苦。化疗产生脱发状况时可多食用，能促进头发再生。
- 野米桂圆粥热量高，可补充主食摄取的不足，而且米粥柔软，口感佳又方便进食，最适合刚化疗完的患者。

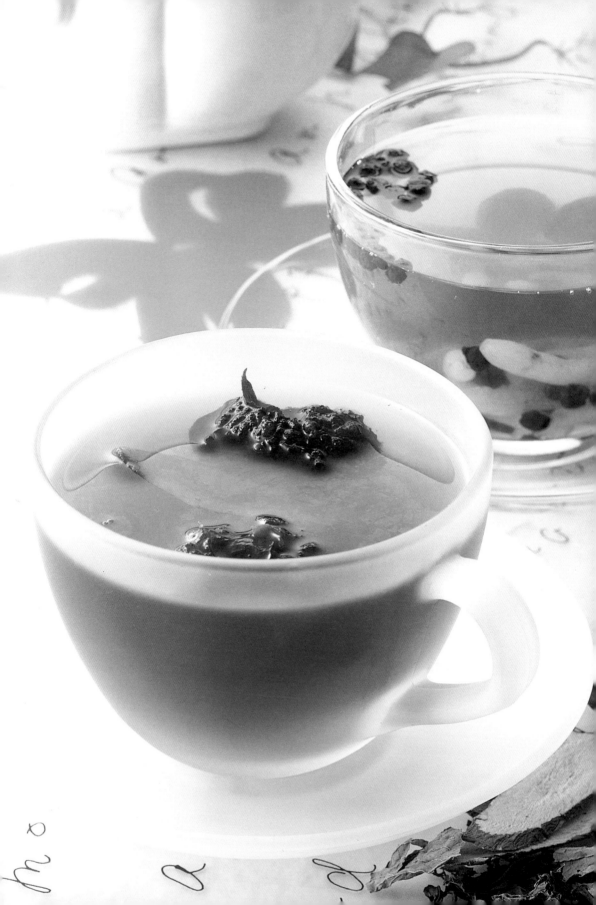

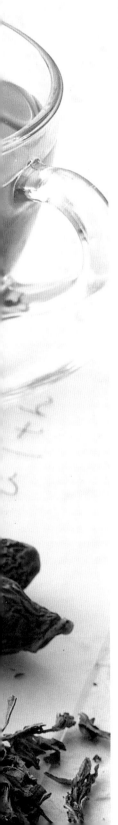

 2道

舒咽茶

★ 润肺利咽，清热解毒

材料：

桔梗10克、甘草1~2片、胖大海1~2粒、干薄荷叶3克。

做法：

1.桔梗、甘草及胖大海洗净，放进杯内，加入250毫升热水，盖上杯盖闷20分钟。

2.加入薄荷叶，续闷10分钟，即可饮用。

参麦茶

★ 补气益血，生津止渴，防风除寒

材料：

党参10克、麦冬10克、五味子3克、红枣8粒。

做法：

所有中药材洗净后，放入锅内，加进800毫升的水，中火煮30~40分钟，汤汁约剩一半时即可熄火。

营养分析（一人份）

	热量（千卡）	蛋白质（克）	脂肪（克）	碳水化合物（克）
舒咽茶				
参麦茶	50	0.6	0.1	12

食材营养分析

• 桔梗味苦辛、性平，含桔梗皂苷，有祛痰、利咽、排脓的疗效，还能增强白细胞的杀菌力。

• 甘草味甘性平，具有抗炎效果，还能润肺、止咳、祛痰、解毒、镇痛以及抗菌。

• 胖大海味甘性凉，含多聚糖及黏液质，能改善发炎，并有清热润肺、利咽、解毒、通便的疗效。

• 党参含皂苷，有补气、补血、生津的疗效。

• 五味子味酸性温，含五味子素、有机酸，能兴奋中枢神经系统，具有提神效果。

健康烹调

• 腹泻者不宜加入胖大海冲茶饮用。

• 口腔黏膜不舒服的人喝此茶，不仅甘甜润喉，冰凉后饮用，还可减轻疼痛。

• 参麦茶可用来提神、改善体力，并防止风寒感染，也可当作日常的饮料，不过浓度需再稀些。

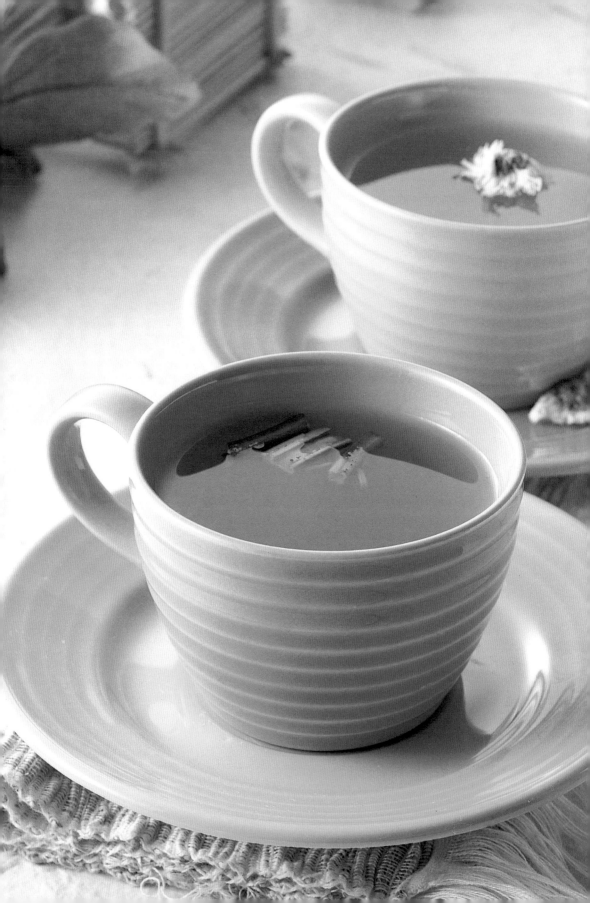

保健茶 **2** 道

紫苏生姜饮

★可治恶心、呕吐，祛散风寒

材料：

紫苏叶6克、姜片10克。

做法：

1.紫苏叶洗净，沥干水分；姜片洗净、切细丝。

2.把紫苏叶和姜丝放入杯内，加入300毫升热水，盖上杯盖闷20分钟，即可饮用。

菊芍饮

★清热去火，缓解口腔和咽部不适

材料：

菊花5克、金银花5克、白芍10克、冰糖5克。

做法：

所有材料（除冰糖）洗好，放入杯内，冲入300毫升热水，盖上杯盖闷30分钟，加进冰糖调匀，即可饮用。

食材营养分析

- 紫苏叶味辛性温，有解热和刺激消化液分泌的功效。
- 姜味辛性温，可刺激胃酸和胃液分泌，并有发汗解表、温中止吐的疗效。
- 菊花味甘性凉，含黄酮类、氨基酸及维生素 B_1 等，有清热明目、解毒的效果。
- 金银花味甘性寒，能清热解毒，含有双花醇，有抑制细菌的作用。
- 白芍味苦酸、性微寒，能养血、止痛及收汗，所含芍药苷对胃肠还有解痉的效用。

健康烹调

- 化疗后容易产生呕吐现象，可饮用此茶来减缓症状，若需要大量饮用，可采用煮的方式较方便。
- 姜是消除恶心的天然药方，尤其适用于药物引起的恶心症状，因其不会妨碍药效。建议使用老姜，效果更佳。
- 具有食疗效用的菊花以黄色或白色为主，且花朵体积选较大的。
- 口腔疼痛不舒服的人，建议每日饮用此茶 2 ~ 3 次，也可当作漱口清洁之用。

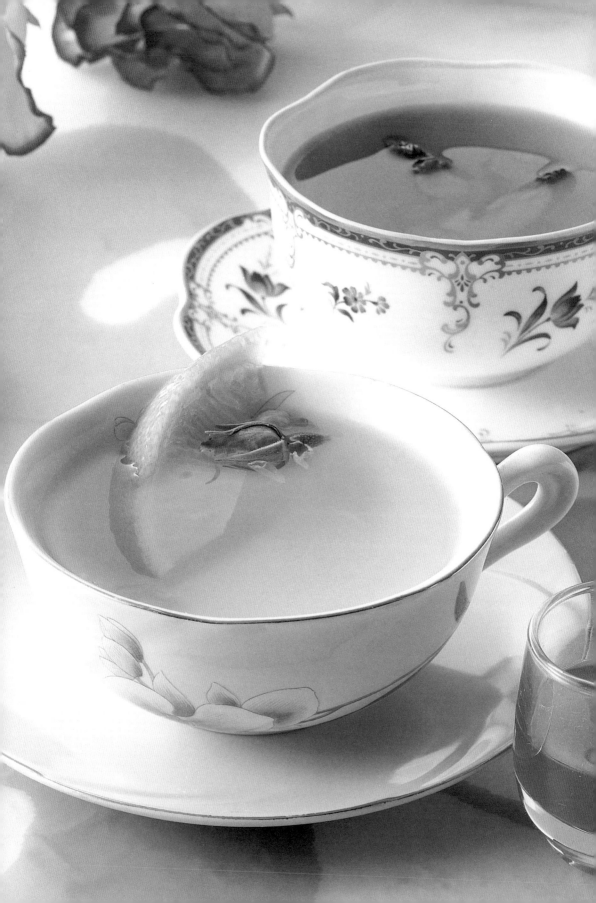

保健茶 **2道**

玫瑰蜜茶

★*清热解毒，帮助安眠*

材料：
柠檬1/2个、玫瑰花5克、茉莉花5克、蜂蜜1大匙。

做法：
1. 柠檬洗净切片；玫瑰花和茉莉花洗净，放入杯内，冲入250毫升热水，盖上杯盖闷10分钟。
2. 待茶水稍凉后，加入柠檬片和蜂蜜，搅拌均匀后即可饮用。

白术抗癌茶

★*清热解毒，缓解疼痛，增强免疫力*

材料：
白术10克、甘草1～2片、绿茶1包。

做法：
白术和甘草洗好，与绿茶包一同放入杯内，冲入300毫升热水，盖上杯盖闷20分钟，将茶包取出即可饮用。

营养分析（一人份）

	热量（千卡）	蛋白质（克）	脂肪（克）	碳水化合物(克)
玫瑰蜜茶	60	0.2	0.1	15
白术抗癌茶				

食材营养分析

- 玫瑰花除了可活血，还能清热解毒。
- 茉莉花清热利湿、解表、益气。
- 蜂蜜含 B 族维生素、矿物质及单糖。单糖可直接被人体所吸收，补充体力。另外，蜂蜜有杀菌消炎、缓解疼痛的作用。
- 白术含铜、锌、锰等微量元素，具有健脾胃的功效，并能提升白细胞数目以及促进细胞的免疫力，帮助抗癌。
- 绿茶含有儿茶素，具强抗氧化作用，能抑制细胞突变，活化免疫作用。此外，儿茶素会附于细胞膜表面，能防止细胞转变为癌细胞。

健康烹调

- 蜂蜜不可直接加入热水中，会破坏所含营养成分。
- 绿茶冲泡后，茶包须立即取出，避免长久浸泡，以免单宁氧化。
- 此茶饮可提升白细胞数目，在化疗后，可一日饮用2～3次，切忌空腹喝，因为绿茶容易伤胃。

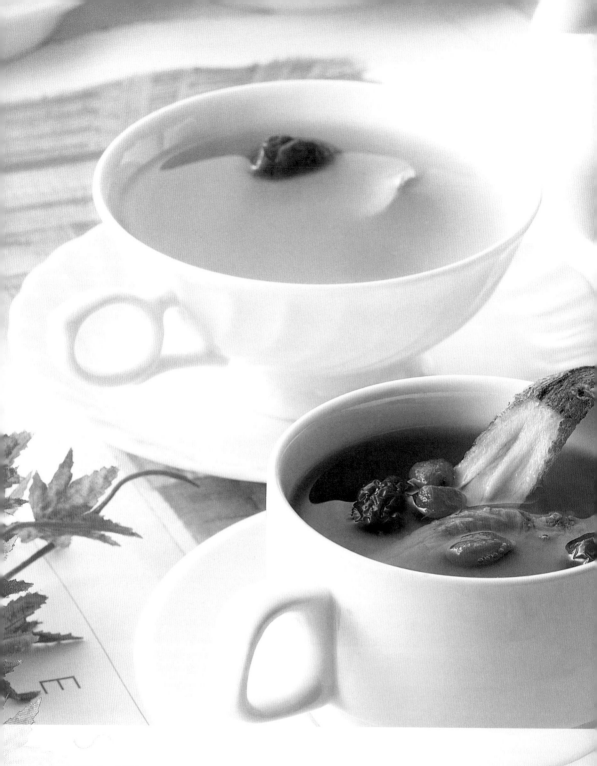

营养分析（一人份）

	热量（千卡）	蛋白质（克）	脂肪（克）	碳水化合物（克）
黄芪红枣茶	110	2.2	0	25
补气汤	100	1	0	23

保健茶 2道

黄芪红枣茶

★补气健脾，增强免疫力

材料：

党参10克、黄芪10克、红枣10粒、枸杞子30粒（或10克）。

做法：

1. 将所有中药材洗净备用。

2. 把党参、黄芪及红枣放入锅内，加进4碗水，以中火煮30分钟，熄火后再加入枸杞子，盖上锅盖闷5分钟即可饮用（红枣和枸杞子也可食用）。

补气汤

★能生津止渴，促进食欲，增强体力

材料：

红枣10粒、甜菊梅6～7粒、花旗参5～6片。

做法：

红枣洗净，与甜菊梅一同放入锅内，加进800毫升的水，以中火煮约30分钟，放入花旗参，再煮5～10分钟，汤汁约剩一半时即可熄火。

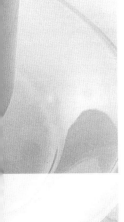

食材营养分析

- 黄芪含多糖和硒，是治癌的有效成分，可增强白细胞的吞噬功能，搭配党参效果更强。
- 枸杞子含胡萝卜素、维生素 B_1、维生素 B_2、硒、锗等，可增强免疫力，并能抑制癌细胞的生长，同时具有抗氧化作用。
- 红枣含大量 B 族维生素、维生素 C 及氨基酸，能补脾和胃，益补气血。
- 甜菊梅含柠檬酸和苹果酸，能抑制病菌，且有生津止渴的疗效。
- 花旗参含多糖和锗、钼、锌、铜等微量元素，具有抗肿瘤作用。

健康烹调

- 以上两茶可多煮一些，放进冰箱内冷藏，作为全家人平时的保健饮品；尽量采用热饮，效果较佳。
- 化疗时体力虚弱，多饮黄芪红枣茶可补充元气，增加免疫力。
- 化疗后需补充大量水分，以帮助排出毒物，建议可以补气茶代替白开水，用吸管饮用，以减少口腔黏膜的刺激。甜菊梅不要添加太多，以免味道太重。

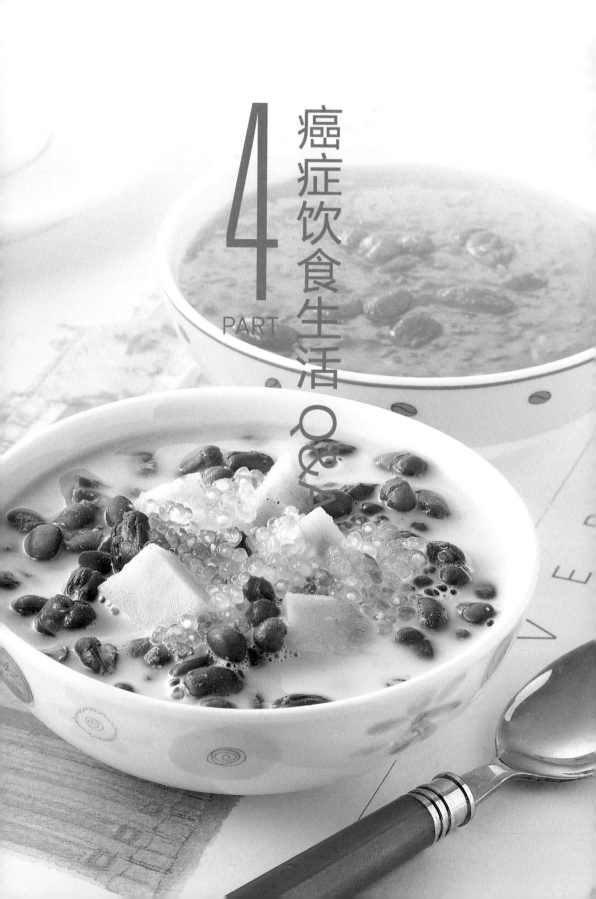

PART
4

癌症饮食生活Q&A

全面启动抗癌力，愈后体质大改进

癌症患者及其家人最担心的就是西医治疗会引发许多后遗症，如营养不良、免疫力下降、破坏癌细胞的同时也会破坏正常细胞，造成更坏的体内环境，促使癌症患者的体质下降。

研究数据显示，在对抗癌症的战役中，人体内的自然防御系统扮演着很关键的角色，每个人的体内都会有癌细胞潜伏，每个人都有能力运用身体的自然防御机制来抑制癌细胞增生，只是我们常低估自己对抗癌症的能力。

因此建议癌症患者要不断地保护自身细胞，改变体内环境，提高身体的免疫力来发挥自愈力，所以癌症患者必须学习如何照顾自己的身体来弥补治疗的不足。

面对癌症的四个正念

戴维·赛文是位神经科医师，15 年前患脑瘤，在接受西医治疗后又再度复发，目前专注通过研究自然疗法来预防或辅助治疗癌症，复发后他凭此法已生存 7 年之久。在他所著《自然就会抗癌》一书中提出 4 个面对癌症的新方法，而这些方法任何人都能做到，且可提升自我抗癌机制，其方法如下：

1. 懂得保护自己

我们应该学会如何对抗日渐失衡的环境（如空气污染、酸雨、河水污染、辐射、食品添加剂泛滥等问题）。

2. 调整自我饮食

减少摄取会促进癌细胞的食物，要多吃具有抗癌成分的食物，尽量不接触有毒致癌物，积极防治肿瘤。

3. 了解并治疗心灵的创伤

心灵的伤害会促进肿瘤发展，因此要学习接受或控制自己的情绪，如恐惧、悲伤、绝望、愤怒等。

4. 与身体建立良好关系

倾听身体传达的信号（如累了要休息、渴了要喝水、饿了要吃饭、按时排泄等），能激发免疫系统，减少促使肿瘤生长的炎症状态及改变生活状态，如健康的饮食生活、正向乐观态度、规律运动。

重新取回健康自主权

每位接受乳腺癌西医治疗的病友，最担心的就是癌症是否会复发，要如何去面对它，及如何提升自身的免疫功能与癌细胞和平共处。就如戴维·赛文医师提供的抗癌方法，只有保护自己不再受有毒物质污染，再加上吃有利身体排毒、抗氧化、抗癌、抑制癌细胞生长的食物（在恢复期正确饮食，更有利于身体的康复，所以必须用心去调配饮食），才能获得更健康的身体。以下几项防癌抗癌的饮食原则可以参考。

1. 均衡摄取不同的营养素，尤其要控制热量及蛋白质的摄入：每千克体重摄取的热量为 25 ~ 30 千卡，蛋白质为 0.8 克（如体重 60 千克可摄取约 48 克的蛋白质）。

2. 摄取多样化的食材，并以新鲜、天然、当地、应季的食材为主：新鲜食材能保存最多的营养素，且更适合消化吸收。若能选择不含农药的有机蔬果会更有助抗癌。

3. 采用"三低二高"的饮食，选择低生糖食物更佳：低油、低盐、低糖、高膳食纤维、高钙饮食有利于抗癌。低生糖指数食物能减缓血糖上升，有助于控制癌症发展及体重的增长，减少脂肪囤积。而且糖分还是癌细胞的最佳滋养物。

※ 食用高生糖指数食物会使血中葡萄糖快速上升，刺激体内分泌更多的

胰岛素，分泌胰岛素时会释出类胰岛素生长因子刺激细胞生长，其又促进炎症因子引发癌细胞生长，间接地促使肿瘤细胞的生长。

4. 多摄取有益抗癌的食物：如7色（红、黄、绿、黑、白、褐、紫）食材，可以摄取到多种抗癌物质。

5. 避免食用高危致癌食物：如黄曲霉素（霉变的谷物）、亚硝酸盐（存在于隔夜剩饭菜及腌制食品）、过量食品添加剂（如香料、香精）、高脂肪或含反式脂肪酸的食物、含酒精的饮料等。

6. 利用中药材搭配食材改善体质，提升免疫力：如四君子汤、六君子汤、四神汤、补中益气汤等。

7. 采用健康烹调方法及选用健康油脂：多用水煮、清蒸、炖煮等烹调方式，不用油煎、炭烤、油炸等烹调方式。选用亚麻子油、茶油、菜子油及橄榄油为佳，尽量少用玉米油、葵花子油、大豆油。

8. 多选用植物性食材及有机的动物性食材：植物性食材含有更多抗癌物质，而选用有机的动物性食材，可减少抗生素及激素的污染。每天饮食建议植物性与动物性食材的摄取量比例为8：2。

9. 生食与熟食交替食用：可以从一天一餐生食开始（如蔬果汁、生菜沙拉），选择有机蔬果更佳。

10. 使用天然调味料：如葱、姜、大蒜、辣椒、罗勒、香菜、芹菜、柠檬等天然的植物性调味食材，少用加工食品。

11. 进食时保持愉悦心情：每一口食物都要细嚼慢咽，每餐只吃七成饱。

12. 配合适度运动及乐观生活态度，提升免疫力：规律运动能增强免疫力功能，提升整体的幸福感，保持乐观的心态（如常开怀大笑、无忧无虑、心情平静），能减缓身体炎症状态，提高抗癌能力。

选择有益抗癌好食物

我们每天应尽量选择健康的食物，不吃加工食品，才能保护身体，预防癌症，此外还要注意正确的摄取及烹调方法，以达到最佳的抗癌效果。可参考以下有益抗癌的好食物。

绿茶

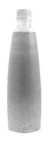

含有的儿茶素为强力抗氧化剂、解毒剂（可以诱发肝脏排毒），能抑制肿瘤生长及血管的增生，并有助于癌细胞凋亡，也可抑制亚硝酸盐形成，降低辐射伤害。

★最佳食用法

绿茶 2 克加入热水 300 毫升，浸泡 5 ~ 8 分钟（才能释放出儿茶素），茶汁须在 1 小时内喝完。每天可以喝 2 ~ 3 杯，但建议 16 点后不要喝茶，以免影响睡眠。

橄榄油

冷压初榨橄榄油是顶级食用油，其生物活性比精炼油高，还含有环烯醚等抗氧化物质，能减缓癌细胞发展，其所含的多酚及油酸还可控制乳腺癌的发展。

★最佳食用法

每天宜食用橄榄油 1/2 ~ 1 大匙，可用于做沙拉酱、拌面或蘸酱。但不宜摄取过量，以免增加体重。

姜黄粉

姜黄粉是咖喱的组成成分，为强力抗炎物质，可协助刺激癌细胞凋亡，控制肿瘤，如乳腺癌、结肠癌的发展。还能抑制血管新生，提升化疗的效力。姜黄粉搭配胡椒粉，更有利消化吸收（胡椒可增加姜黄的吸收）。

★最佳食用法

姜黄粉 1/4 小匙、黑胡椒粉 1/2 小匙、橄榄油 1/2 小匙及少许龙舌兰蜜（低生糖食物）混合，加入蔬菜汤或沙拉食用。

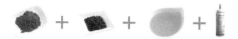

姜

姜是强力抗炎及抗氧化物，可对抗癌细胞还能减少新生血管形成。

★最佳食用法

饮用姜茶有助于减轻化疗时的恶心感。

十字花科蔬菜

十字花科蔬菜含有萝卜硫素及衍生物，防止癌前细胞发展为恶性肿瘤，促进癌细胞凋亡，防止新生血管增生。十字花科蔬菜包括圆白菜、大白菜、西蓝花等。

★最佳食用法

可短时间加盖蒸煮或用水油炒，若过熟会破坏其萝卜硫素及吲哚成分。每周至少吃 2 ~ 3 次水煮的十字花科蔬菜最佳。

葱及蒜类

葱蒜类含硒及硫化物可降低亚硝胺及亚硝基化合物的致癌效应（通常在烧烤过度时肉类中含有致癌物），且硫化物可促使癌细胞凋亡，并能通过调节血糖，降低胰岛素分泌来控制癌细胞生长。葱蒜类包括大蒜、洋葱、青蒜、红葱头等。

★最佳食用法

将蒜及洋葱切成碎末，用少许橄榄油拌炒，若加入姜黄粉与蔬菜混炒其抗癌效果更佳（多种含有抗癌成分的食物同食会有加倍的防癌作用）。

富含类胡萝卜素的蔬果

胡萝卜素及番茄红素能抑制癌细胞发展，叶黄素、番茄红素等能刺激免疫细胞生长，活化自然杀伤细胞的活性来攻击肿瘤细胞。本类食物包括胡萝卜、红薯、南瓜、番茄、柿子、玉米、甜菜根及色彩鲜艳的蔬菜（红、黄、绿）。红薯为抗癌食物排行榜第一名，含大量酚类化合物，可清除自由基，预防结肠癌及乳腺癌。熟食红薯不伤肠胃，可刺激肠道加速有毒物质排出。玉米含丰富的硒，可抗癌，抑制肿瘤生长，还可抑制药物不良反应。

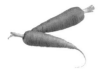

★最佳食用法

煮熟蒸透的红薯更容易消化吸收，且能将大部分氧化酶破坏掉，减少胀气。玉米以水煮方式较能保留鲜味及甜度。玉米的甜度高，所以病虫害问题较严重，因此会有农药残留的问题，建议选购有机玉米或通过无农药残留检验的合格产品。

番茄及番茄酱汁

番茄含有维生素 C、维生素 K、叶酸、多酚及番茄红素，其独特的抗氧化力及抗癌效果能清除自由基，保护细胞。多酚类物质对心血管健康非常有益，亦能改善食欲不振，有助胃液对脂肪及蛋白质的消化。

★最佳食用法

番茄必须搭配油脂加热，才能释出番茄红素（橄榄油更能促进番茄红素吸收）。番茄与西蓝花同食，彼此所含抗癌成分虽不同，却可以达到加倍抗癌的作用。真正的天然食物比营养补充剂更有效，多种天然食物同食会比单吃效果更好，因为每种天然食物所具有的抗癌机制不相同会更加强功效。

大豆及其制品

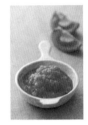

大豆中所含的异黄酮能干扰癌组织的血管再生。大豆异黄酮还可减缓雌激素依赖性的肿瘤生长，阻止血管新生。大豆制品如豆腐、味噌、豆浆、纳豆等同样有效。

★最佳食用法

豆腐皮、豆腐干等豆制品食物，烹调前可先放入加有少许盐的水中焯烫，有助于保持鲜度及去除异味。豆制品如豆皮、豆腐，所含的蛋白质更易消化吸收。

菇类

菇类包括香菇、金针菇、姬松茸、猴头菇、银耳、真姬菇等。菇类所含的多糖可刺激免疫细胞再生并增加其活性，可增强 T 淋巴细胞及 B 淋巴细胞的免疫作用。金针菇可促进自然杀伤细胞增生。银耳可以提高人体免疫球蛋白含量，增强体质及抗癌能力，也可促进骨髓造血功能增强。

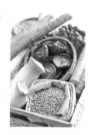

★最佳食用法

体积小的菇类煮的时间不宜过长，最好是依照食材的大小判断烹调时间，不要过熟，以免营养成分流失。

药草及香料

包括迷迭香、百里香、罗勒、薄荷等。药草及香料所富含活性物质经医学证实能促使癌细胞凋亡，抑制癌细胞扩散。欧芹、芹菜含有芹菜素，能阻止血管新生，促使癌细胞凋亡。

★最佳食用法

烹调时加入适量的香料，既能提味，又可达到抗癌的作用。

海藻类

包括海藻、海带、裙带菜、紫菜、海苔等。海藻可减缓肿瘤生长，尤其是乳腺癌、前列腺癌、大肠癌。海带、裙带菜所含的褐藻多糖有助于促使癌细胞凋亡，并能刺激自然杀伤细胞，提升免疫作用。海苔含有长链脂肪酸，能对抗炎症，抑制癌症。

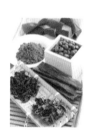

★最佳食用法

海藻可以做汤，可添加豆腐、味噌，其协同抗癌作用更强，海藻类食物可经常食用，每周可吃5～6次。

莓果类

包括草莓、蓝莓、黑莓、覆盆子、蔓越莓等。莓果类皆含有鞣花酸及大量多酚，能清除致癌物质，抑制血管新生。蓝莓含有花青素及原花青素能促使癌细胞凋亡。

★最佳食用法

早餐时可混合水果、豆浆或多谷类食物食用，如将燕麦、亚麻子、大麦做成水果沙拉在早餐或在两餐中间食用。

柑橘类

包括橙子、柑橘、柠檬、葡萄柚、橘子等。目前已证实柑橘表面的类黄酮及陈皮素，能穿透脑肿瘤细胞，促其凋亡，以降低移转机会。橙子、柑橘、柠檬、葡萄柚皆含有可挥发的类黄酮，能刺激肝脏的解毒作用。

★最佳食用法

若食用果皮须选用有机柑橘。橘皮可以削薄片，放入沙拉酱提味，也可将橘皮放入沸热水中浸泡饮用。

ω-3 脂肪酸

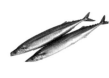

其动物性来源为鲭鱼、沙丁鱼、秋刀鱼、竹荚鱼等，植物性来源为亚麻子。富含长链 ω-3 脂肪酸的鱼类可抑制炎症，减少癌细胞生长及抑制肿瘤转移。据研究报告显示每周吃 2 次鱼，可大幅降低癌症风险；亚麻子含有丰富的短链 ω-3 脂肪酸及木质素，可减轻促癌效应，降低胆固醇。

★最佳食用法

鱼类烹调不可炸、炭烤。可用亚麻子油来取代亚麻子，但亚麻子油未开封前必须置放在阴凉处保存，而开封后须放入冰箱冷藏保存，并在 3 个月内食用完，以免变质。

益生菌

包括益生菌营养补充品、有机酸奶及乳酸饮料。益生菌可以促进肠道菌种平衡的微生物，促进免疫系统功能，增加自然杀伤细胞的数量。常见的有益菌有嗜酸乳杆菌及双歧杆菌，它们能促进排便顺畅，减少肠道内容物停留时间，降低结肠癌的风险。

★最佳食用法

益生菌最好是搭配 30℃ 左右的温水食用。建议早饭前 30 分钟至 1 小时，或睡前 3 小时食用最佳。若食用醋、酒或辛辣调味料等，最好间隔 2 小时以后再补充益生菌；倘若食用含硝酸盐的加工食品，如香肠、腊肉等，最好间隔 6～8 小时再补充益生菌。益生菌容易受到温度、光线与湿度的影响，建议开封后放置在阴凉处或冰箱冷藏保存。

益生元

包括市售果糖、异麦芽寡糖、乳果糖、谷薯类、豆类、海藻类、菇类、新鲜蔬菜及水果等。益生元含有膳食纤维及寡糖，分子量低的糖不易被胃肠消化分解，

可直抵大肠，刺激结肠道的益生菌生长，作为有益菌的营养来源，抑制有害菌
增殖。

★最佳食用法

益生菌＋益生元成为"合生素"，对身体的免疫保健效果更好，如酸奶加入乳
果糖一起食用，更能增加肠道有益菌的数量。

富含硒的食物

包括肉类、动物内脏、蘑菇、洋葱、大蒜、玉米、海带、紫菜、虾皮、牡蛎、
贝类等。硒是土壤中的微量元素，有机种植的蔬菜及谷物中均含有硒。研究表
明硒能刺激免疫细胞增加，尤其是自然杀伤细胞。硒也是抗氧化剂，能抗癌又
能增加免疫力。

★最佳食用法

每日硒的摄取量为 0.1 ~ 0.2 毫克。富含硒的食物宜采用健康烹调法，如炖汤、
焯烫，海鲜类不宜久煮，以免流失养分。

海参

所含的抗癌成分是黏多糖，能增强免疫功能，提高巨噬细胞数量及其吞噬能
力，抑制癌细胞生长及转移，防止癌症发生，促进骨髓造血能力，而所含的
硒具有抗氧化及抗癌的作用。海参除了具有抗癌功效外，还能抗辐射。另外，
海参可滋补肝肾、滋阴润燥、养血，在化放疗期间食用具有极佳补益作用，
可提升人体的体力及免疫力。

★最佳食用法

海参适合用高汤熬煮入味，再添加根茎类、叶菜类烹调，会比红烧勾芡好。海
参宜慢火烹调或采用煮沸熄火闷煮入味，不能用大火煮，也不宜煮太久。老年
人及久病者可常食用海参，补充营养，增强体力。

---

10 种有助抗癌的蔬菜

　　1996 年日本进行饮食与癌症相关的调查，实验结果发现有 10 种蔬菜对
癌症有显著抑癌的效应，建议饮食上可经常摄取高抗癌效应的蔬菜，提升身体
的抗癌能力：

第 1 名	熟红薯	
第 2 名	生红薯	
第 3 名	芦笋	
第 4 名	西蓝花	
第 5 名	圆白菜	

第 6 名	菜花	
第 7 名	芹菜	
第 8 名	茄子（不去皮）	
第 9 名	甜椒	
第 10 名	胡萝卜	

用心灵的力量来战胜癌症

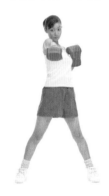

1. 治疗心灵创伤及接受不愉快情绪，与身体建立良好关系：癌症患者在恢复期除了应注意饮食方面的调整与控制，还需要治疗自己的心灵创伤，接受不愉快情绪，同时与自己的身体建立良好关系，改变不良的生活状态，规律运动，减少生活环境的污染，与医疗人员密切联系，与自己的癌细胞和谐相处，要将它视为身体的一部分，接受它。

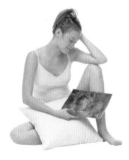

2. 心灵的力量可致病也可治病：对癌症的无助感及至丧失生存的意念，会降低免疫系统功能，所以不管现在的健康状况如何，放开一切负面的压力，用意志发动自身免疫力，以不同的语言、感觉、意念、想象来做自我暗示，进而影响生理功能，起到治疗作用，全面发动不畏惧、不放弃的信心来战胜癌症。

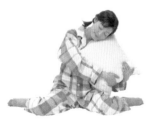

3. 战胜癌症的 6 项人格特质，有助于恢复健康：在美国洛杉矶加利福尼亚州大学做身心效应研究的诺曼·卡森斯教授，长期研究癌症病友的抗癌过程，观察到癌症病友的自我恢复能力与性格有相关性。根据研究显示，能战胜癌症的幸存者，具有下列 6 项共同的人格特点：

❶ 热爱生活

❷ 对疾病泰然处之

❸ 坚信自己的康复能力

❹ 有幽默感且心情开朗

❺ 尽管医师预言不乐观，仍应有自信，认为自己可以活下去

❻ 深信治疗的效果，积极面对

4.癌症患者应活出属于自己的彩色人生：用乐观的心情面对一切，保持生活信心，培养兴趣（做喜欢的事），走出户外去运动或多跟朋友互动交流，相信自己的身体会渐渐康复，明天会更好，积极面对治疗，认真感受每一天。

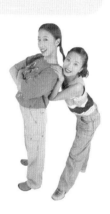

调节自愈免疫力—— 85%疾病可以预防

认识免疫系统及其重要性

人体的免疫系统是由许多器官、腺体、蛋白质及特殊细胞组成，能防止外来病毒、细菌的侵害及维持细胞的正常功能，防止癌化，所以人能对抗疾病，防癌抗癌，且具有天然的自愈力，此种对抗的功能即是免疫力。免疫力的衰退、不平衡或过多的自由基产生，是造成身体疾病的主因，只要能增强免疫力，人可以预防 85% 左右的疾病。

免疫系统的主力是白细胞，也是免疫反应的主角，含有多个成员，通过相互之间紧密合作，产生免疫反应，许多研究证实多种食物的成分能够调节血液中白细胞的数量及活力，刺激免疫系统发挥免疫功能保卫身体健康。

人体免疫系统	人体免疫功能
胸腺→分泌 T 淋巴细胞	＊预防感染
皮肤→第一道防线防止细菌进入	＊抵抗过敏物质
骨髓→制造 B 淋巴细胞	＊控制老化程度
脾脏→制造淋巴细胞	＊避免自由基的伤害
淋巴系统→排出身体组织废物及毒素	＊预防癌症，防止身体组织癌化

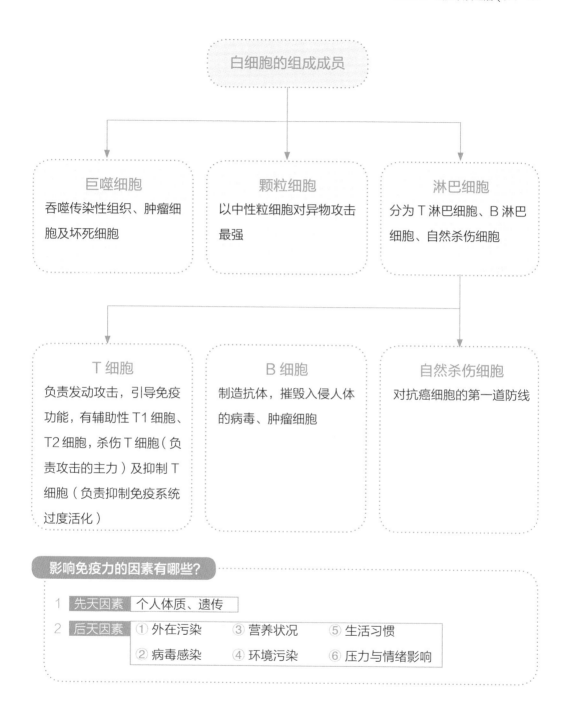

白细胞的组成成员

巨噬细胞
吞噬传染性组织、肿瘤细胞及坏死细胞

颗粒细胞
以中性粒细胞对异物攻击最强

淋巴细胞
分为T淋巴细胞、B淋巴细胞、自然杀伤细胞

T细胞
负责发动攻击，引导免疫功能，有辅助性T1细胞、T2细胞，杀伤T细胞（负责攻击的主力）及抑制T细胞（负责抑制免疫系统过度活化）

B细胞
制造抗体，摧毁入侵人体的病毒、肿瘤细胞

自然杀伤细胞
对抗癌细胞的第一道防线

影响免疫力的因素有哪些？

1 **先天因素**　个人体质、遗传

2 **后天因素**　① 外在污染　③ 营养状况　⑤ 生活习惯
　　　　　　　② 病毒感染　④ 环境污染　⑥ 压力与情绪影响

调节免疫力的方法

调节免疫力可以让身体产生对抗病毒的抗体，攻击病变的癌细胞，改善身体的不适，恢复及治疗疾病。因此，我们应每天进行<u>适度运动</u>，这样可以活化免疫系统，促进抗体产生；并应

补充足够的<u>营养素</u>来调节及增强免疫功能；另外，<u>适度的休息及充足的睡眠</u>可以开启动身体的自我修复能力，进行新陈代谢，还可以<u>用中药</u>来调理体质，补养气血，提升免疫力；最后要<u>懂得适度纾解压力</u>，维持情绪稳定来增强免疫力。

有哪些<u>营养成分</u>可增强免疫力

（1）抗氧化维生素：维生素 A、维生素 C、维生素 E 可与自由基结合，保护细胞，防止基因突变。

（2）微量元素：锌、铜、硒，能组成体内抗氧化主要成分。

（3）植物化学物：硫化物、异黄酮、多酚类（花青素、儿茶素）。

（4）优质蛋白质：鱼、肉、蛋、奶类。

（5）其他：多糖、皂苷。

有哪些<u>食物</u>可增强免疫力

（1）低温油脂：富含 ω-3 脂肪酸的油脂可抗癌及抑制发炎，如亚麻子油及橄榄油。

（2）十字花科蔬菜：含有抗癌的吲哚成分，如西蓝花、芥菜、圆白菜等。

（3）葱蒜类：刺激 T 淋巴细胞和巨噬细胞，增加自然杀伤细胞的数量。

（4）坚果/种子：含有木质素，具有抗癌的作用。

（5）五谷杂粮类：含有 B 族维生素、膳食纤维及蛋白质，有助于提升免疫力。

（6）深黄及绿色蔬果：含有 β - 胡萝卜素，可增加自然杀伤细胞数目，活化 T 淋巴细胞。

（7）中草药材：如黄芪、枸杞子、党参、西洋参，可活化免疫细胞。

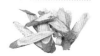

有哪些食物会抑制免疫力

（1）脂肪：抑制免疫细胞功能，如饱和脂肪酸、氢化脂肪，可抑制淋巴细胞形成。

（2）胆固醇：氧化剂（胆固醇＋铁＝强自由基）。

（3）含糖食物：抑制白细胞活力。

（4）食品添加剂及激素制剂：降低免疫力，提升致癌性。

有哪些食谱可增强免疫力

	食谱		食谱
早餐	水果泥	早餐	杏仁奶
	胚芽豆浆		抗癌蔬果汁
	酸奶蔬果		香蕉奶昔
主食	糙米饭	主食	香椿炒饭
	樱花虾炒饭		香菇山药粥
	山珍海味粥		胚芽饭
配菜	芝麻菠菜	配菜	五色沙拉
	蒜泥红薯叶		山苏南瓜
	柠檬香鱼		番茄烩苦瓜
	香麦蒸蛋		圆白菜

续表

	食谱		食谱
汤品	干贝乌骨鸡汤	汤品	元气汤
	四君子汤		黄金汤
	淮杞牛肉汤		味噌芽汤
	银耳百合汤		芥菜红薯汤
茶饮	白术抗癌茶	茶饮	牛蒡茶
	黄芪红枣茶		三花茶
点心	杏仁桑葚冻	点心	野米桂圆粥

如何通过食物中提升白细胞数目，增强免疫力

摄取自然的食物可提高白细胞数目来增强免疫力，如蛋白质、维生素 B_6、维生素 C、叶酸、锌、铁等皆能帮助细胞生成，提升免疫功能，再配合中药材能更进一步提升免疫力，如红枣、枸杞子、西洋参、白术、银耳皆能养气补血。

相关营养素的功能及来源

优质蛋白质：提供白细胞及抗体的组成，建构免疫系统。
来源 鸡蛋、牛奶、鱼肉、牛肉、猪瘦肉。

维生素 B_6：增加血红蛋白的合成，增强抗癌力。
来源 鸡肉、鱼肉、肝脏、全麦类、蛋黄。

叶酸：有助造血，提升红细胞数目。
来源 牛肉、肝脏、全谷类、小麦胚芽、黄绿色蔬菜、橙子、柠檬。

维生素 C：促进铁和叶酸的吸收，增加红细胞数目。

来源 绿色蔬菜、猕猴桃、番石榴。

锌：增进红细胞数及活力，增加抗体，提升免疫力。

来源 牛肉、猪瘦肉、蛋黄、牡蛎。

铁：促进血细胞的形成，提升带氧量。

来源 动物血、牛肉、猪瘦肉、虾、蛋黄、葡萄、桑葚、芝麻、木耳等。

心情好、睡好觉——喜乐之心是良药

负面情绪不利于抗癌防病

癌症患者由发现生病及接受治疗后,内心常有忧郁、焦虑不安、恐惧、害怕、持续的无助感,甚至对于癌症治疗结果抱着不乐观态度,各种情绪的低落皆不利于对抗癌症。接受治疗或恢复期的负面情绪也会影响睡眠质量,同时会影响免疫力,所以癌症患者更应该用积极、正面的态度来抵抗癌细胞。

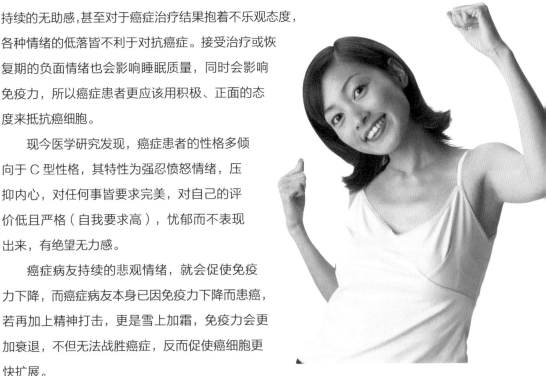

现今医学研究发现,癌症患者的性格多倾向于 C 型性格,其特性为强忍愤怒情绪,压抑内心,对任何事皆要求完美,对自己的评价低且严格(自我要求高),忧郁而不表现出来,有绝望无力感。

癌症病友持续的悲观情绪,就会促使免疫力下降,而癌症病友本身已因免疫力下降而患癌,若再加上精神打击,更是雪上加霜,免疫力会更加衰退,不但无法战胜癌症,反而促使癌细胞更快扩展。

随着心理神经免疫学发展,我们逐渐了解心理与免疫的相关性,从古至今皆知"病由心生",《黄帝内经》就有"百病皆生于气"的说法。

临床研究也显示,抑郁症会导致情绪低落,忧郁不安、无力甚至造成睡眠障碍、食欲不振等,连带也影响免疫系统,使自然杀伤细胞活性降低,免疫力下降。当我们遭受压力或感到忧郁不安时亦会出现食欲不振、失眠现象,甚至出现自律神经失调、激素水平失衡。

免疫学看来,内分泌系统、免疫系统、自律神经系统三者形成一个网络,任何一个功能或活性下降皆会相互影响。癌症患者常见的情绪障碍,如易怒、忧郁、心情不愉快、焦虑、害怕、恐慌、冷漠及失落感等,都会产生生理及精神状态的影响。

对生理的影响	对精神状态的影响
紧张心情→刺激肾上腺素分泌增加→引发血压上升、心跳加快、呼吸急促。	注意力不集中，思考迟钝、偏激、缺乏耐心、易焦虑、愤怒、爱挑剔。
对消化系统的影响→胃酸分泌增加→胃不适、胃溃疡→甚至腹痛、便秘。	心理状态长期压抑，降低身体免疫力。
对神经系统的影响→偏头痛、失眠、神经衰弱。	若充满正向思考能力，能勇敢面对目前的困境（得癌），而能接受它、处理它、放下它，则情绪逐渐稳定，充满活力与希望，对恢复更有帮助。
对免疫系统的影响→强烈持续性压力状况下→个体免疫力减弱。	

有益舒缓情绪的食物及营养素

　　食物能影响心情的好坏，科学界早已发现许多食物含有影响情绪的营养素，长久缺乏此类营养素会引发情绪不安，甚至导致抑郁症，进而影响睡眠状态。影响情绪的营养素包含 B 族维生素（尤其是维生素 B_6、维生素 B_{12}、烟酸、叶酸），矿物质（钙、镁、硒），ω-3 脂肪酸及花青素。

　　它们会影响神经传导物质的功能及维持神经的稳定性，促进脑血循环，活化脑细胞功能，能消除紧张、焦虑的情绪，稳定精神状态，也会影响脑中血清素的形成，有助于缓解压力，帮助睡眠。了解这些不同功能的食物，适时选择食用，可舒缓情绪、预防抑郁症发生，提升身体免疫力，改善生活质量。

舒缓情绪的食物

❶ 含叶酸食物：绿色蔬菜（如菠菜、莴笋、红薯叶）。

❷ 含硒食物：海鲜、全谷类、鸡肉，可提振精神。

❸ 含碳水化合物食物：含复合式多糖（如五谷杂粮），有助于血清素的增加，稳定情绪。

❹ 含咖啡因食物：少量可舒缓紧张，增加愉悦感。但不能摄入过多。

▼

❺ 大蒜：富含 B 族维生素，可消除疲劳、缓解焦虑。

▼

❻ 香蕉：含色氨酸及维生素 B_6，有助于血清素的形成。

▼

❼ 葡萄柚：富含维生素 C，可抗压力。

▼

❽ 猕猴桃：富含维生素 C、胡萝卜素，使头脑更灵敏，反应更快。

▼

❾ 樱桃：含花青素，可抗炎、放松心情。

▼

❿ 南瓜：富含维生素 B_6 及铁质，提供葡萄糖，可助血糖转化。

▼

⓫ 低脂牛奶：含大量钙质，可稳定情绪。

▼

⓬ 深海鱼：如石斑鱼、黄花鱼、三文鱼，含 ω-3 脂肪酸，可增加血清素分泌，其作用与抗抑郁药相似（阻断神经传导路径，增加血清素分泌）。

▼

⓭ 花生：红皮富含烟酸，可舒缓神经紧张。

▼

⓮ 香椿：富含钙质，可消除紧张情绪。

▼

⓯ 空心菜：富含镁，可舒缓压力。

助眠的营养素

营养素	作用	含量丰富的食物
维生素 B₁	• 维持神经系统正常功能，安定情绪、帮助睡眠	五谷类、海产品、猪瘦肉
烟酸（维生素 B₃）	• 维持神经系统功能，减缓紧张情绪 • 可改善抑郁所引发的失眠	五谷类、鱼类、蛋类、猪瘦肉、花生
维生素 B₆	• 影响脑中血清素的合成，血清素可控制人体的食欲及睡眠，可转换为褪黑素，白天提神，夜晚助眠	酵母粉、小麦胚芽、牛奶、肉类、豆类、燕麦、香蕉、花生
维生素 B₁₂	• 与 B₆ 共同合成神经髓鞘并维持其功能，有助于神经纤维稳定，能消除焦虑、可安眠	动物性食物含量多，如鸡肉、鱼肉、牛奶、奶酪、牛肉、动物肝脏等
叶酸	• 活化细胞增生，有助于产生脑神经细胞及其神经传导物质。叶酸缺乏时会使脑中血清素减少，进而引发抑郁	深绿色叶菜、胡萝卜、南瓜、土豆、香蕉、豆类、坚果、小麦胚芽
钙质	• 控制肌肉收缩 • 影响神经传导，缓和精神紧张及兴奋 • 钙与镁并用，可形成天然镇静剂和肌肉松弛剂	奶及奶制品（如酸奶、低脂奶酪）、牡蛎、大豆及豆制品、黑芝麻、深绿色蔬菜（如菠菜）、三文鱼、虾
镁	• 维持神经正常功能（缺少时会影响抗压能力），可缓和焦躁情绪、稳定精神	绿叶蔬菜、全谷类、坚果、香蕉
维生素 C	• 具抗氧化作用，可缓和压力、消除紧张（压力来临时，维生素 C 的消耗会增加）	绿叶蔬菜、柿子椒、西芹、番石榴、柑橘类、猕猴桃
维生素 E	• 具抗氧化作用 • 维持神经功能、防止抑郁（缺乏时无法集中精神、易引发抑郁）	鳗鱼、三文鱼、黄豆、全麦制品、小麦胚芽、糙米、杏仁、核桃
硒	• 具抗氧化作用 • 能促进脑血循环，改善情绪及精神状态	动物肝脏、牡蛎、猪瘦肉、牛奶、蛋黄、草菇、南瓜、全麦制品、西蓝花、圆白菜

可能引发抑郁的食物

垃圾食物：如饼干、蛋糕、快餐、巧克力等，含单糖成分，食用后会促使人体胰岛素分泌增加，血糖代谢增快（造成血糖下降加速，身体会更感疲劳）。

过饮咖啡：一天一杯可增加轻快感，但一天 4 ~ 5 杯（咖啡因含量 300 毫克以上）则会破坏心情、干扰睡眠，使人焦虑不安。

过量酗酒：喝酒 6 ~ 12 小时后，会出现恐慌感，使人更加焦虑。

高油脂食物：含更多自由基，会伤害神经元，影响情绪稳定。

睡眠不佳会降低抗癌能力

根据许多研究发现，夜间睡眠是身体储存热量，修补受损组织最佳时间。睡眠时人体可获得充分休息，恢复体力，促使神经系统恢复功能。而体内细胞在睡眠休息时，可进行自我修复及生产新细胞进行新陈代谢工作。

长期睡眠不足会使人体免疫力下降，降低抗癌力，阻碍大脑运作，进而无法集中注意力，失去抗压与创新能力，感到易焦躁不安，体重容易上升，心血管疾病也更容易发生。曾有研究发现，失眠会影响淋巴细胞和粒细胞的反应。近年研究又发现，免疫细胞可调节睡眠，其在吞噬及清除病菌过程中会产生"睡眠因子"物质，能诱导睡眠，使人入睡。睡眠时间也会因年龄而有所不同：

10 岁儿童	成年人	老年人
需要 9 ~ 10 小时	7 ~ 8 小时，最少 6 小时	每晚平均睡 6.5 小时

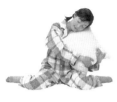

影响睡眠的因素

（1）睡眠时间的长短及稳定性：早上醒来感到大脑清晰，身体舒适为原则，定时就寝及起床。

（2）日常活动：每天定量运动，可提升睡眠质量，但睡前 3 小时内避免做剧烈运动，以免更加兴奋。

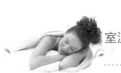

（3）环境安排：以舒适安静、空气流通，光线越暗越好，避免噪声干扰。室温维持 25℃，太冷太热都会影响睡眠。床平整舒适，枕头高度适宜。

（4）饮食：少吃盐，因为吃太多的盐会摄取过多的钠离子，促使血管收缩，血压上升，情绪紧绷而不利睡眠；长期抽烟也会影响睡眠；虽然酒精会助眠，但也易造成浅眠；茶及咖啡 16 点以后禁止饮用，若是夜晚感到饥饿，可喝低脂牛奶助眠。

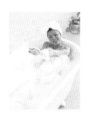

（5）入睡准备：睡前可泡澡松弛肌肉；听音乐、做深呼吸，则可以让肌肉放松。睡不着时不要勉强，可起床看书助眠；若是严重失眠无法入睡，可适时适量服用医师开的助眠药，但不建议长期服用。

有助和有碍睡眠的食物

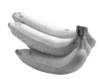

许多研究发现，非药物的治疗方法（如饮食的调整）能有效改善失眠问题。许多食物含有助眠的营养素，可改善睡眠，如富含 B 族维生素的全谷类，含不饱和脂肪酸的深海鱼以及富含色氨酸的食物，如火鸡肉、香蕉、葵瓜子、牛奶等，皆有助于减轻疲劳，放松肌肉，稳定情绪，提升睡眠质量。

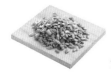

但有些食物则会妨碍睡眠，尤其是晚餐进食时，应特别注意。如高油、高盐、辛辣及产气的食物，皆会影响睡眠质量。建议晚餐可选择清淡、易消化的米粥或低脂牛奶来增进睡眠。

有助睡眠的食物

食物	营养素	作用
糜子	含色氨酸，可转化血清素为褪黑素	镇静、放松神经、助眠。色氨酸是制造血清素的主要原料，而血清素为神经递质，可降低神经活动
黄花菜（忘忧草）	卵磷脂、钙、磷	健脑、安神
低脂牛奶	色氨酸、钙质	舒缓情绪、放松肌肉、助眠（紧张时色氨酸生产量会下降）
葵花子	亚油酸、氨基酸、维生素 E	改善细胞功能、镇静、安神
莲子	镁	舒缓神经、改善失眠多梦
红枣	维生素 C、钙、铁	补脾、安神、助眠
栗子	维生素 B_1，有助色氨酸转化为血清素	改善失眠
荞麦	烟碱	缓解情绪
全麦面包	B 族维生素	消除烦躁不安、助眠
狝猴桃	维生素 C、钙、镁	稳定情绪、抗压力
糙米、小麦胚芽	B 族维生素	舒缓压力、消除疲劳
醋	有机酸	消除疲劳、安眠
各种香草	玫瑰花、薰衣草、洋甘菊等植物中含有催眠香精成分	助眠、舒缓情绪、抗压力
杏仁	色氨酸	舒缓情绪
亚麻子	不饱和脂肪酸	缓解压力
火鸡肉	色氨酸	舒缓情绪
蜂蜜	镁、B 族维生素	有助色氨酸形成，帮助睡眠

影响睡眠的食物

（1）丰盛油腻的晚餐：吃太多脂肪，无法消化会影响睡眠。晚餐宜选择清淡食物、好消化（低脂高蛋白）的食物。

（2）含咖啡因的饮料或食物：咖啡因会减少褪黑素的分泌，有利尿作用，影响睡眠。

（3）酒精：使人无法进入深层睡眠，一直处于浅眠状态，会干扰睡眠中的呼吸与梦境，影响睡眠质量。

（4）产气食物：容易造成胀气、不舒服，无法入睡，包括豆类、洋葱、土豆、红薯、芋头、西蓝花、柿子椒等，在晚餐时应尽量避免食用。

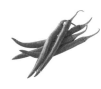

（5）辛辣、过咸食物：会造成胃的灼热感，引起消化不良，应避免睡前食用，包括辣椒、大蒜、生洋葱等；禁止高盐食物，其会促使血管收缩血压上升，影响睡眠。

均衡饮食是最佳的饮食控制方法。经饮食可摄取到多种营养素，如叶酸、维生素、矿物质、ω-3脂肪酸等，形成神经递质，有利于平稳血糖、减少刺激以稳定情绪、缓解压力及增进睡眠，甚至有助于预防抑郁症的发生。饮食的控制调整，更有利于提升癌症病友的免疫功能及自愈力，能对抗长期的抗癌过程，提升治愈力。

食物是最好的药物，有能量的食物更是！你怎么吃，就造就怎么样的你！

可改善情绪＆帮助睡眠的食谱

	食谱名称	材料
主食	绿豆小米粥	绿豆、小米、麦片、枸杞子
	补血安神粥	紫米、红豆、圆糯米、莲子、红枣、桂圆肉、白果、核桃、枸杞子
	元气养生粥	野米、燕麦片、小米、荞麦、莲子、山药
	三宝饭	黄豆、糙米、荞麦、橄榄油
	杏仁奶	杏仁粉、山药粉
	香蕉奶昔	香蕉、低脂牛奶、腰果、柠檬汁
	燕麦牛奶	牛奶、速溶燕麦、全麦酥

续表

食谱名称		材料
副食	百合扒芦笋	鲜百合、红甜椒、黄甜椒、芦笋
	核桃炒素珍	核桃、山药、豆腐干、甜椒红、黄甜椒、西芹
	彩色魔芋	魔芋、红甜椒、黄甜椒、胡萝卜、甜豆、百合、橄榄油
汤品	银耳百合汤	薏米、银耳、莲子、红枣、百合、西洋参、枸杞子
	素四物汤	黄花菜、木耳、黄豆芽、冻豆腐
茶饮	玫瑰蜜茶	柠檬、玫瑰花、茉莉花、蜂蜜
	甘枣大枣汤	甘草、红枣、浮小麦
	生脉饮	人参须、五味子、麦冬

生机饮食的误区 Q&A

Q：何谓生机饮食？

A：许多癌症病友会选择生机饮食作为辅助治疗方法，即选择清淡、高纤膳食维的植物为主的饮食方式，多吃蔬果，减少肉类、蛋类摄取，来增强自身的抵抗力及抗癌力。研究证明，多吃蔬果的人癌症的患病率较低，且植物性食物内含多种抗癌成分，营养成分丰富，是极佳的饮食方法。

但化疗期间的癌症患者较不建议选择生机饮食法，此时药物会影响身体免疫力，易受感染，生吃食物更具有潜在感染危机。此类病友可在恢复期时再选用生机饮食，且牛奶、蛋、肉、鱼皆含有必需氨基酸，均衡的摄取食物较符合化疗期的需求。

生机饮食的特点

- 不完全吃植物性蔬果，也吃含优质蛋白质的奶、蛋、鱼、肉。
- 不仅吃生食，也采用熟食方法烹调（低温烹调）。
- 食用新鲜有机的食物包含五谷、豆类、蔬菜、水果，不吃加工食品，以均衡饮食为主，摄取多样化食物。
- 主张少糖、少油、少盐的生机饮食，太多甜食会助长癌细胞生长；太多的钠盐，会促使细胞老化，易使癌细胞有机可乘；太多的油脂会增加性激素的产生，与乳腺癌、前列腺癌、胰腺癌的发生等密切相关。食肉太多会产生过量的蛋白质，在肠道内催化后可产生致癌物质。

生机饮食的好处

- 可保持身体的洁净，避免有害物质入侵体内，多吃富含膳食纤维的食物，多喝水，促进排毒、排便，食用无污染食品，少吃加工食品。
- 生机饮食能摄取到全面的营养素，达到均衡饮食的目标，包含五谷、蔬果、豆奶、油脂及少量肉类。

- 能提升血液带氧量，增强生命力。生机饮食所提倡的生食，可摄取到食物中的各种酶，提升血液带氧量，使血循环良好，不易疲劳，增加抗癌力（癌细胞属厌氧性，有氧环境不利于癌细胞生长），故生食较熟食对身体更为有利健康。

Q：生机饮食跟有机饮食有何不同？

A：二者最大的差别在于食物的来源及强调生熟食的不同。

生机饮食

早期推广生机饮食是以癌症病友为对象，饮食内容如下表：

不食用奶、蛋、肉类动物性食物。	不食用含化学农药及化学添加品的食物。	以生食及新鲜蔬果为主，不过度烹调，可带动身体恢复自愈力，进而提升免疫力。

目前生机饮食不强调完全生食，可适量摄取无污染的动物性食物，如奶、蛋，使用健康烹调方式（采生熟食各半），不吃加工食品及精制食品，重视粗粮食物。

有机饮食

强调选用有机饮食，必须合乎有机认证的植物及动物性食物，包含五谷、蔬果、豆类、奶类、蛋类、肉类、鱼类，无化肥农药污染、抗生素及激素的残留，是纯净、安全且营养丰富的食物。

强调食物里程（食物从原产地送到消费者处的距离，包含食物原料从产地运送到加工处，送到市场等运送距离的总和）及节能减碳。	选用当地当令的新鲜食材。	以轻食为原则，少油、少盐、低热量、少负担。

Q：生机饮食哪些可生食？哪些要熟食？

A：

可生食亦可熟食的食物

- 绿色：西蓝花、黄瓜、柿子椒、西芹、白菜、圆白菜、青笋、芦笋、罗勒、秋葵、芥菜。
- 红色：番茄、胡萝卜、甜椒、甜菜。
- 黄色：嫩姜。
- 紫色：紫苏、紫甘蓝。
- 白色：山药、荸荠、莲子、苦瓜、白萝卜。

宜熟食的食物

- 绿色：红薯叶、芥蓝、菠菜、空心菜、苋菜、丝瓜、茼蒿、四季豆、荷兰豆。
- 红色：红豆。
- 黄色：大豆及豆制品（豆腐、豆腐干、豆腐皮）、黄花菜、土豆、玉米。
- 白色：白果、莲藕、花生、竹笋。
- 黑色：黑豆、木耳、海带、紫菜、海苔。

善用烹调方法吃出有机食物的原味

有机蔬果清新味甘甜，使用低油、低脂、低盐、低糖的健康烹调方法，最能吃出美味。太浓郁的味道及复杂的烹调方式会破坏其口感，还会造成营养成分流失。烹调越简单越能保持原味口感。

凉拌法	叶菜类：可用沸水快速焯烫，冲凉水，再用调味料蘸用。可在焯烫时的滚水中加少许盐及橄榄油增加翠绿度
	瓜　类：可切薄片或拍碎方法腌制或直接加调味料（如苹果醋、味噌、梅子酱）
	根茎类：如芥菜、白萝卜、凉薯，用少许盐腌制软化更好吃

续表

生吃法	最能保留食物的原味及营养。选材要新鲜，仔细清洗后浸泡于冰水中，可更有嚼劲，注意多余水分一定要沥干。用手撕叶菜片，可避免刀子上的铁锈味。放入密闭容器冷藏，口感更脆。上桌食用前再淋酱汁，太早淋酱会将蔬菜水分吸出，影响脆度及造成营养素流失
榨汁法	可保留蔬菜中的矿物质、维生素，对吞咽困难或无法咀嚼者，可由喝蔬果汁获得营养榨汁前蔬果要充分洗净，最好将渣、汁一起饮用，才不会浪费蔬果的精华成分
煮汤	煮汤时尽量不加味精，可用多种蔬果一起熬煮会更加美味，若用无油清汤做菜亦可为养生保健的佳肴，可与海带、海带芽、味噌一起煮，更增加食物的抗癌作用

Q：生机饮食是否真的可防癌、抗癌？

A：生机饮食主张以五谷、蔬果为主，含有丰富的维生素、矿物质及植物化学物，具有营养保健功效，可作为防癌的养生方式。

对已经罹患癌症并接受治疗的病友，生机饮食只能作为辅助性的饮食疗法，它无法充分供应病友在治疗期所需的热量及优质蛋白质，以修补受损的组织细胞，若营养素不均衡或胃口不佳，反而使病友更加虚弱，失去抵抗力，甚至导致贫血、恶病质，故不建议完全采用生机饮食，必须食用适量优质蛋白质（可采用无污染的）。至目前为止，尚无生机饮食能有效治疗癌症的研究证明。

Q：生机饮食有哪些常用食谱？

A：

食谱 \ 介绍	材料	做法	营养成分
健胃精力汤	圆白菜60克、胡萝卜60克（水煮过）、苜蓿芽60克、苹果1/2个、橙子1个、综合坚果（如核桃、松子、腰果）1小匙、百香果汁（或蜂蜜1匙）、柠檬汁10毫升、水150～200毫升	将以上材料洗净后切片，依序放入果汁机搅打，打成菜汁状即可连渣一起饮用（应随打随食）	圆白菜可舒缓肠胃不适，胡萝卜所含β-胡萝卜素是维生素A前体，可强化黏膜组织、有益肠胃，综合坚果所含油脂可促进β-胡萝卜素的吸收。

续表

介绍\食谱	材料	做法	营养成分
防癌精力汤	番茄（越红越好）1个、草莓 50 克（亦可以蓝莓或蔓越莓代替）、苜蓿芽 50 克、绿豆芽 50 克、梅子汁 15 毫升（可以百香果汁代替）、三宝粉 1匙、水 150 毫升	将所有材料洗净后切块，放入果汁机内快速打匀，连渣一起食用	番茄中的番茄红素加上莓类所含的花青素及维生素 C，都是极佳的抗氧化剂，可清除体内自由基，防止致癌物形成 芽菜类所含的酶能活化体内免疫功能及新陈代谢，适用于化疗恢复期时补充元气，一般人平常亦作为抗癌的饮料补充品
芽菜沙拉	黄豆芽 10 克、小黄瓜 20克、柿子椒 10 克、彩椒10 克、苹果 30 克、猕猴桃 30 克、草莓 30 克、紫甘蓝 10 克、西芹 10 克	将所有材料洗净后切小块装盘，便可成一道五彩缤纷的沙拉，再淋上自制的酱汁。酱汁可随个人喜好搭配，如水果酱汁中的柠檬、橙子、百香果汁；酸奶酱汁；味噌酱汁；芝麻酱汁等	黄豆经过一星期培育即可长出黄芽直接作为食物，且完全免除落地生根及发芽过程中的化学残毒及农药污染，是真正零污染的食物 柿子椒含有吲哚、叶绿素等抗癌植物化学物，是"蔬果之王"，量少即有防癌功效，再加上其他蔬果（如猕猴桃、甜椒、草莓等）含有的维生素 C，是极佳的抗氧化剂

Q：一旦罹患癌症是否需要改吃生机饮食？

A：许多癌症皆与饮食摄取不当有关，如乳腺癌、胃癌、大肠癌、前列腺癌，皆与食用含脂肪量高的食物或腌渍食物有关。食用天然无污染的有机食物，可减少体内再受到伤害，帮助人体恢复自然的治愈力，增强免疫力。在治疗或恢复期时渐进式改用有机食物，建议以熟食为主，可提升身体的恢复力。而生食食物并不适合每个人，且有些食物并不适合生食。

Q：患癌症后生机饮食要吃多久？

A：生机饮食是一种健康的饮食方式，在发现癌症后可持续维持此良好的饮食状态，但仍应注意营养素的均衡摄取，以帮助身体恢复。

正规疗法搭配生机饮食，可调整体质，增加存活率，改善生活品质。

Q：癌症病友在化疗期间是否可使用生机饮食？

A：化疗期间因化疗药物的缘故，病友的抵抗力减弱，白细胞数目下降，需要多补充蛋白质食物，若选用生机饮食则必须多采用熟食，且多摄取优质蛋白食物如鱼、肉、大豆、蛋、奶，来帮助造血及修补受损的组织细胞。

化疗中的病友其舌头味蕾已受损，往往食不知味，生食食物大部分感觉口味不佳，不易入口，因此必须重视食物的色、香、味，量少且富含营养为最佳。

Q：病友食用生机饮食，要注意哪些事项？

A：生机饮食是辅助治疗，应在病情稳定后再进行。

- 注意"均衡"的营养摄取，各种类营养素皆要摄取，包含五谷、蔬果、奶、油脂及少量肉、鱼。
- 尽量选用有合格认证的农产品及未经过加工的食品，以减少对身体的伤害。
- 用低温烹调及少油、少盐、少糖方式。

Q：生机饮食材料是否要在特定的商店购买呢？

A：一般食用的食材最好是有机产品，在有机食品商店能购买到。购买时须注意出产地，若用一般食品，必须深度清洗掉农药及化学肥料。

Q：为何生机饮食材料都比外面一般食材卖得贵？

A：有机食品为生机饮食的主要食材，由于其耕作过程不易，成本较高，但所含营养成分丰富，安全性较一般食品高，虽然价格较贵，但仍值得试试。

Q：全家人都可以吃生机饮食吗？

A：生机饮食是一种健康的饮食方式，所烹调的食物也适用于一般家人，可全家增进自然免疫力及体力，促进身体健康。

Q：冬天食材若是凉的难以下咽，请问冬天还适合吃生机饮食吗?

A：生机饮食尤其是生食食材对部分人而言可能过于生冷，如体质较寒者或易下痢者并不适合。冬天可选用熟食或在食材中加入热性食物，如坚果类、姜粉、肉桂、三宝粉，来改善食物性质及口味。

Q：要如何挑选、清洗，才能获得安全的生食蔬果?

A：在挑选食材时以有机食品为优先选择，选用当季、当地出产者为佳，挑选少农药、少激素残留的蔬果。生长期长的豆类、瓜类不宜生食，如豌豆、四季豆等。

正确清洗的注意事项:

- 将外层皮或叶片去除掉，农药多残留在于表皮部分（如圆白菜、苹果、梨等）。
- 清洗时以流动水冲洗蔬果3～5遍,尽量不浸泡,若需浸泡,则以先洗再泡10分钟为限。
- 不用大量清洁剂清洗，因为清洁剂内多含有漂白的荧光剂，不易清洗净。

Q：生机饮食就是吃素吗?

A：吃素者多以蔬果、菇类、海藻、五谷类为主，常见油炸、油煎食物，且添加人工色素防腐剂，多属熟食，少见生食。生机饮食包含植物性食物、奶、蛋类及少量未受污染的肉、鱼，重视均衡营养的摄取，以有机食品为主要来源，与一般素食不同。我更提倡生食。

Q：若吃了生机饮食，在其他饮食上是否有所限制? 或是生活方面该如何调配，才对身体健康最好?

A：在饮食上需避免刺激性食物，如酒精、高脂、高糖、高盐及加工食品要少吃。

在生活起居上除了饮食均衡，还要保证充分睡眠及适当运动，对生活有目标、心境乐观，才能获得身心健康。

癌症饮食误区 Q&A

Q：得了癌症该如何饮食才正确？

A：最好的营养就是自然的食物，有学者建议每天摄取 25 ~ 35 种多色彩、多种类的食物。天然的食物中有丰富的营养成分，尤其在化疗后天然的食材可吸收 70% 以上的营养，因此鼓励病友多吃蔬果。

肉类尽可能一天吃 1 ~ 2 种即可，如今天吃猪肉，就不必再摄食太多其他肉类，可以用奶类、豆类取代，避免摄食过量肉类。而油脂的摄取，建议多选择不饱和脂肪酸食物，如松子、核桃等。此外海藻类食物，如海带芽、紫菜，也是矿物质来源，其中的硒更是抗癌矿物质。而五谷类食物也尽量选用粗糙的为佳，水分也应维持在 2000 ~ 2500 毫升。

目前很流行的是 7 色饮食疗法，在书中也有详细的介绍（请见第 78 页），建议病友可依循此饮食规则，进行变化及调整。

对于农药残留多洗涤清洁，烹煮时少高温及减少复杂的烹煮方式如煎、炸、腌。尽量清淡，多吃无污染深海鱼，也可多吃绿色蔬菜，如西蓝花、芥蓝都是很好的选择。

Q：化疗后出现食欲不振该如何改善？

A：由于口腔黏膜细胞被破坏，所以难免会产生恶心、呕吐、无法吞咽的问题，嘴部疼痛难耐时可口含冰块来消除疼痛，也可饮用保健茶。

- 将鲜紫苏叶一片或干的紫苏叶数片，加上老姜丝少许，热水冲泡饮用可止吐。
- 白术 2 ~ 3 片加上甘草 1 片、绿茶包 1 包，一起冲泡可减少口腔不适、恢复体力。
- 西洋参数片加上红枣、酸梅各 4 ~ 5 粒共同熬煮成汤汁服用，可增进食欲、缓解疼痛。

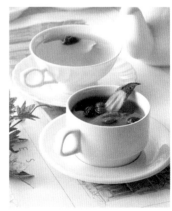

若真的难以进食，目前市面上也有针对癌症患者设计的高热量、高蛋白的饮品可选用。

Q：手术后朋友建议我吃各种的营养品，如人参、灵芝、花粉，可以吗？

A：原则上还是鼓励大家多摄取天然的食材，市面上健康辅助食品琳琅满目，因此选择上务必了解食物的来源及成分标示，最好采用天然无污染的食物。若经济能力许可，也可前往可信赖的有机商店购买。

其实最重要的是营养均衡，不宜偏食或超量，一般而言，摄取天然的食物比所谓化学合成的更好消化吸收。"天然的食物是最好的医药"正是这个意思。人参应是有益的食物，但病友们在医院接受治疗时，仍需依医师指示配合，避免与治疗冲突。至于像灵芝及花粉也是现在流行的抗癌保健食品，尤其是灵芝内含丰富的多糖，但其实在菇类食品当中也都有多糖的存在，同样具有抗癌功效，可代替价格较高的灵芝食用。

Q：因为本身吃素，但为了适应化疗又开始吃肉补充蛋白质，我觉得很反胃，该怎么办？此外吃什么可以提升白细胞？

A：对于长期吃素突然改吃肉确实很难适应，其实素食者不一定要用肉类补充蛋白质，也可以用鸡蛋或牛奶来补充，现今市面上有很多高蛋白、高热量的营养补充品。若一定改吃荤食的话，也可以选择深海鱼类食用，其含有丰富的优质蛋白质。

做化疗期间白细胞下降是许多病友的困扰，可以吃银耳来补充，将银耳煮烂后加红枣、莲子、百合当点心食用，不仅补充体力，又有益白细胞提升。此外，去油的乌骨鸡汤也是不错的选择。

Q：听说山药很好，有病友大量食用却造成反效果，请问山药到底可以吃吗？此外燕窝、大豆可以食用吗？

A：任何有营养的食物每天没有节制地大量食用仍然会出现问题，因此均衡的营养才是最重要的！

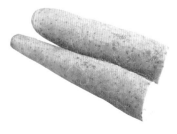

其实山药有健脾开胃的效果，可以增加食欲，尤其在化疗期间胃口较差时可以食用。病友在食材选择上尽可能做到摄取同等、相似且营养的食物即可，不必摄取太昂贵的食物。如燕窝的营养就可以用银耳取代。莲藕、菱角、芦笋、薏米、芦荟、红豆、香菇等皆是营养价值很高的食物，且具有防癌抗癌功效，可多食用。

此外，市面上大豆制品如豆腐、豆浆、豆腐干、黄豆粉，甚至味噌也是黄豆发酵后食品，可以食用。大豆中的异黄酮成分属于植物性雌激素，可抵制与性激素相关癌细胞生长，如乳腺癌、前列腺癌。一般人每天约250毫升豆浆或1/3盒装豆腐的量就已足够。

Q：有人说要多吃牛肉是为什么？不敢吃牛肉怎么办？又有人说化疗时不可以吃坚果，是真的吗？

A：化疗后第7～10天白细胞数降至最低，所以此时抵抗力变差，身体较易倦怠，牛肉属红肉，含丰富的铁质，有助于帮助体力恢复。若不吃牛肉或素食者，可多用银耳加莲子、薏米、枸杞子、红枣等炖煮食用，也有助白细胞生成。此外，银耳或木耳也可煮成汤，亦十分可口。

坚果类原则上选择生的坚果较佳，因为炒过的坚果油脂高且具燥热性，会加重口腔不适感，一般人所说化疗不可吃的坚果，是指炒过的坚果。

Q：化疗中该如何用营养补充体力？可以喝牛奶吗？

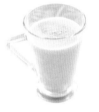

A：化疗期间应更重视热量及蛋白质的摄取，这样才有足够的体力及耐力继续维持积极的治疗，应付治疗时不良反应所带来的身体不适，也减少合并症及感染的机会。牛奶含有丰富的色氨酸及钙质，有助于镇静及安眠，可帮助缓解癌症病友的情绪紧张、焦虑、失眠。牛奶也是每日饮食摄取的重要蛋白质来源，含有人体必需氨基酸，而且容易消化吸收，吸收率高达98%，且矿物质含量比例均衡。

许多流行病学的研究报告指出，牛奶含有钙质及乳清蛋白成分，可预防结肠癌发生，其所含的丰富免疫蛋白，具有防癌的功效，而乳制品干酪中含有亚麻油酸，可有效破坏人体内有致癌危险的氧自由基，防止致癌物入侵细胞。从中医观点分析，牛奶具有润肺、补脾胃、解毒、通便的作用，更是补虚益胃、有益五脏的滋补佳品。

癌症病友在恢复期可回归正常饮食，不需过多摄取蛋白质及热量，若此时癌症病友的食欲及食量尚可，则不需再增加营养补充品的摄取，因为过多热量会增加体重，而引发脂肪囤积，更不利于复原。

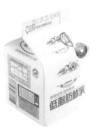

建议癌症病友在每日饮食分量中的奶类摄取，每日至少饮用1～2杯（一杯240毫升），可选用低脂奶或有机牛奶来提升自身的免疫力及抗癌力。

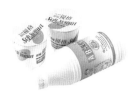

Q：吃素者该如何补充化疗中所需的热量及蛋白质？

A：癌症患者在治疗期间需要大量热量及蛋白质来帮助体力的恢复及身体组织的修复，特别是动物性蛋白质比植物性蛋白质易吸收。素食癌症患者摄取的蛋白质来源主要为豆类、奶蛋类及五谷杂粮等，治疗期间配合抽血检查能得知素食癌症患者营养状况，白细胞数量仍然不足，则建议补充一些高蛋白的营养品，此时稍微增加动物性蛋白质摄取就会有所帮助，如吃低脂的牛奶、蛋、酸奶皆含有优质蛋白质。

Q：化疗期间可否吃大豆异黄酮（植物性雌激素）？

A：大豆异黄酮是一种天然的植物性雌激素，具有降低乳腺癌发病概率的作用，相关的保健产品广受女性欢迎。根据美国癌症研究协会指出，经常喝豆浆的妇女体内的雌性激素都明显降低，得知雌性激素的浓度过高与乳腺癌有很大的关联，而乳腺癌的发展与女性激素息息相关，所以许多乳腺癌病友对于大豆异黄酮存有很多的疑惑，例如如何吃大豆异黄酮的食物？在治疗期或恢复期应如何吃？在化疗期间可以吃吗？那么先简略说明如下：

大豆异黄酮的生理作用及抗癌作用皆有利于防癌抗癌，甚至可抑制肿瘤血管再生及扩散。每日服用适量含有大豆异黄酮的食物，如一杯豆浆或 1/3 盒豆腐，皆有利于病情的控制，且能获取更多营养素，如蛋白质。

若是激素受体阳性服用抗激素药物的乳腺癌病友，每日适量食用大豆异黄酮（如每日一杯豆浆，或隔日吃 100 克豆腐），其大豆异黄酮含量不高，不会影响药物治疗，但营养摄取必须是均衡的，而非大量摄取某类食物，过量的营养素也会带来负面影响。

为了能让乳腺癌病友更好地了解大豆异黄酮种类、生理作用、抗癌作用及如何摄取等内容，接下来我们特别针对大豆异黄酮做更详细的分析及介绍，希望癌症病友对它了解之后，能更加接受及选用含大豆异黄酮的食物来提升抗癌力。

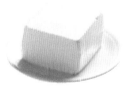

雌激素对女性的重要性

（1）女性的乳房是受到雌激素与黄体酮的刺激促成，其中雌激素与乳腺癌的形成有密切关系。

（2）雌激素受体主要存在于乳房、子宫内膜的细胞中，当雌激素受体与血液中的雌激素结合后，传导细胞生长讯息至细胞核，引发细胞的分裂、增生，这类细胞需要雌激素才能存活增生。

（3）雌激素与雌激素受体结合，刺激乳腺癌细胞生长，在乳房、子宫内膜的组织细胞上有 α、β 两种雌激素接受体。

> 一般药物所含的雌激素作用于 α-ER（α 雌激素受体），其作用会刺激乳房细胞生长。

> 一般体内雌激素及大豆所含的植物性雌激素作用于 β-ER（β 雌激素受体），其作用为抑制乳腺癌细胞的增生。

植物性雌激素会阻止雌激素进入雌激素受体，也就是说雌激素受体如同一个钥匙孔，而植物性雌激素是一把钥匙，两者结合后就可以阻止雌激素进入雌激素受体。

（4）大豆异黄酮的化学成分与女性体内雌激素相似，可促进女性体内的生物反应。在人体特定部位（如子宫、乳房）可模仿天然雌激素的作用，平衡人体雌激素的重要成分。

（5）含有植物性雌激素（大豆异黄酮）的食物也能获得健康上的益处，其好处与激素相似，可降低患乳腺癌、子宫内膜癌、前列腺癌。

认识大豆蛋白

大豆富含抗癌成分，可抑制肿瘤生长及扩散、抗雌激素及排出致癌物质等作用，这些抗癌因子彼此之间有相互加乘作用，让防癌抗癌更有效益，而大豆的抗癌成分及作用介绍如下：

（1）异黄酮：大豆异黄酮为植物性激素，其含量约为大豆 0.2% ～ 0.4%，尤其在胚芽含量最高，可达 2.4%，其功能如同体内的雌激素。其中染料木黄酮和大豆苷原是强大抗氧化剂，二者具有微弱雌激素作用，可阻止癌细胞生长，抑制新生血管形成，防止转移及复发，也减少癌症、心脏病的患病率。

（2）植酸：大豆纤维聚合物与大肠致癌物相关，可加速肠内致癌物质排出。

（3）蛋白酶抑制剂：可防止癌症基因的活化，保护细胞遗传物质不受放射线及自由基的破坏。

（4）植物固醇：化学结构类似胆固醇，可预防心脏病，其吸收率不佳，可由小肠直通结肠，减少结肠癌 50% 的罹患率。

（5）皂素：为抗氧化剂，保护细胞不受自由基伤害，可防止基因突变及预防结肠癌。

认识植物性雌激素

（1）植物性雌激素来源：以植物性食材（如黄豆、豆浆、豆腐或豆腐皮等豆类制品），即含有类似雌激素的化合物（如大豆异黄酮、香豆雌酚等为天然植物来源，无不良反应）。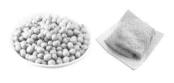

（2）植物性雌激素特性：具有类雌激素及抗雌激素特性，如在人体某些特定部位可促进雌激素分泌；在其他地方又具有降低天然雌激素的作用，能平衡人体雌激素的重要成分；可排出本身较强的雌激素，也能降低雌激素的浓度。

（3）植物性雌激素种类：可区分为异黄酮、香豆雌酚、木脂素三大类。

异黄酮	香豆雌酚	木脂素
食物来源：黄豆、豆腐、豆浆、黄豆粉、扁豆、红豆、绿豆、花生等。	食物来源：绿豆芽、黄豆芽、苜蓿芽等。	食物来源：亚麻子、五谷类、黑麦、芝麻、南瓜子、葵花子、洋葱、玉米、西蓝花等。

植物雌激素的抗癌成分及作用

（1）国际抗氧化中心报告指出，大豆蛋白内含有 2 种最具抗氧化作用的异黄酮，即染料木黄酮和大豆苷原，二者皆能够附着于女性雌激素受体上，避免让危险的雌激素进入乳房细胞，可降低乳腺癌的发生率，阻断天然雌激素及类雌激素。

（2）大豆异黄酮可促进抗氧化物产生，如 SOD（超氧化物歧化酶），而染料木黄酮功能与 SOD 相似，能预防致癌物质引发细胞遗传物质的突变。大豆异黄酮具弱植物性雌激素形态，促使女性化，是天然雌激素活性的 1/1000。

（3）致癌基因产生一种酪氨酸激酶（PTK），可刺激肿瘤细胞复制增生，甚至能促进附近血管新生或转移他处，而染料木黄酮能强力抑制 PTK，促进癌细胞转为正常细胞，阻断新生血管，抑制癌细胞生长，并能预防及治疗肿瘤发展。

（4）雌激素可触发细胞生长，对于生殖器官的成长和治疗是必需的，太多的雌激素会导致细胞的不正常增殖，增加患乳腺癌和子宫内膜癌的风险。

（5）少量的染料木黄酮和其他异黄酮可达生理平衡状态，与雌激素受体结合，有如钥匙与锁，当异黄酮与细胞受体结合，对其他雌激素会造成障碍，在任何时间，相同的途径中，只有一把锁与钥匙的结合形式，可阻止其他雌激素的进入。

（6）根据美国癌症学会指出，大豆异黄酮具有与抗癌药类似的抗癌作用。异黄酮能阻断更强力的雌激素与细胞结合及诱发癌细胞发生的行为。

植物雌激素对人体的生理功能

（1）降低患乳腺癌、子宫内膜癌风险：实验显现，食用大豆的量与乳腺癌患病率具有负相关性，食用大豆异黄酮可以减少54%的患癌风险。

（2）降低前列腺癌的患病率：大豆异黄酮会减少男性血中睾酮浓度，抑制前列腺癌。

（3）预防骨质疏松症：更年期妇女因雌激素制造速度减缓，骨髓的新陈代谢变慢，容易流失骨质，骨骼变脆弱，罹患骨质疏松症概率大增，大豆异黄酮可促进骨质再生，减缓骨质流失，预防骨松症。

（4）预防心血管疾病：雌激素可提高好胆固醇高密度脂蛋白胆固醇，降低坏胆固醇（低密度脂蛋白胆固醇），植物性雌激素具类似功能，且能抑制血管平滑肌细胞的增生，防止血管阻塞，抑制血小板凝集，防止血栓发生。

（5）可缓解更年期不适症状：大豆异黄酮可降低更年期的各种症状（潮热、失眠、抑郁等），而不会引起任何使用雌激素补充疗法所产生的不良反应。

植物性雌激素的摄取量

（1）天然食物来源：植物性雌激素我们可以从天然的食物中摄取，如红豆、绿豆、花生、扁豆、芽菜、坚果；而豆类制品有豆腐干、豆腐皮、纳豆、味噌等，皆富含大豆异黄酮。

（2）每日建议摄取量：每日摄取量为65毫克，如豆腐每日摄取量75～100克（约1/3盒），含有大豆异黄酮20～25毫克；豆浆1杯约200～250毫升,含有大豆异黄酮20～25克；而熟黄豆85克可提供10克的蛋白质及40毫克的大豆异黄酮。

（3）其他：使用黄豆粉45克，如每天冲泡连续喝12周，可改善更年期不适症状，如潮热、盗汗等不适症。在美国男性每天喝豆浆一杯（240毫升）可降低70%前列腺癌患病率。

Q：化疗期间的食材一定要用有机的吗？

A：癌症患者及其家属时常为了饮食所苦，除了不知吃什么之外，更担心食材来源。若无经济考虑建议吃有机食材，尤其是生长于土壤下的根茎类食物；如果经济条件不许可，也需要学习分辨优劣质食材的方法，另外，在烹煮前的清洗工作也十分重要，如此才能保障吃进肚子的食物的安全性。

癌症患者在治疗期间体质会较为燥热，所以不建议食用高丽参，但可以食用西洋参、党参及参须，较不燥热。

Q：冬天可以吃涮羊肉或大补汤吗？

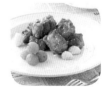

A：其实癌症患者在治疗期由于体力虚弱或味觉改变，导致食欲不振是很普遍的现象，也因为如此，在这个阶段"吃得下"比"吃什么"更重要，所以在寒冷的冬季有机会吃涮羊肉或补汤类食物并无禁忌，但仍希望不过量摄取，需要注意的是不必刻意进补，因为过分温补会造成身体更为燥热不适，尤其是口腔溃疡嘴疼时会加重症状。

Q：化疗期间即使面对满桌佳肴却仍无胃口，该如何增进食欲？

A：化疗药物所造成的味觉改变及肠胃不适等症状，导致患者食欲不佳是十分常见的，大家也知道营养摄取很重要，因此往往很心急，想让癌症患者多吃点东西。其实在刚做完治疗的初期，应以少食多餐的方式进食，不勉强吃太多东西，待不适症状渐渐减少后，再增加进食的质与量。

除此之外，癌症患者还应特别注意治疗期间的情绪，这也是影响食欲很重要的因素，所以保持乐观心态也有助于进食。

另外，可以多用天然的调味品或调味酱汁来为食物增加色、香、味，达到增进食欲目的。

Q：化疗中的口干舌燥该如何解决？

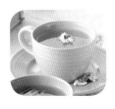

A：因为化疗药物较为燥热，因此癌症患者治疗后会出现口干舌燥或口渴的现象，甚至会觉得身体燥热。在这个阶段应多补充水分来缓解不适症状。由于化疗期间亦有可能改变味觉，所以如果觉得开水淡而无味，建议可选用保健茶来改善口感。

Q：有没有食物可以缓解呕吐呢？

A：癌症病友接受化疗所带来的不良反应可能会使肠胃黏膜细胞受损，因此许多癌症病友会出现呕吐的现象。目前临床上已有许多止吐药物可帮助癌症病友度过这一不适过程，所以建议癌症病友可以跟医师讨论选择适合的用药（缓解呕吐的茶饮可参考紫苏生姜饮 P.169）。

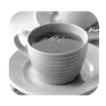

Q：哪些食物对伤口愈合有帮助呢？

A：伤口愈合需要的主要营养素为蛋白质，因此仍鼓励癌症病友多摄取鱼、肉、豆、蛋、奶类食物，另外如维生素 C（如柑橘、莓果、猕猴桃、深绿色蔬菜）、锌（如鱼、牡蛎、肉类、蛋黄）等营养素，对伤口恢复亦有帮助，但癌症病友维持营养均衡，才是最佳的保健之道。

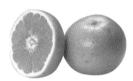

Q：化疗期间如遇到感冒该如何吃？

A：化疗期间因为抵抗力差，容易感冒，一旦发生感冒，身体不舒服情形更加剧，必要时应返院就诊以免影响疾病治疗。然而食疗与化疗期间营养并无差异，重点仍然是要有食欲，毕竟可以吃得下比吃什么重要。建议可选择清淡的食物来提升抵抗力（如香菇山药粥 P.107、糙米四神粥 P.105、山珍海味粥 P.127、胚芽豆浆 P.115）。

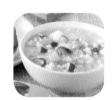

Q：原本胃就不好，化疗中胃部不适该如何缓解？

A：由于化疗所带来的不良反应可能会使肠胃黏膜细胞受损，因此会出现肠胃不适症状，如果癌症病友已有胃部疾病，如胃溃疡、胃灼热等，建议在化疗进行前应先与医师沟通，必要时辅助药物治疗，并接受密切观察。饮食上则必须谨记以少量多餐的方式进食，减少刺激性食物是很重要的（建议可选择糙米四神粥 P.105、四君子汤 P.143、香菇山药粥 P.107、山珍海味粥 P.127 来缓解胃不适）。

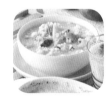

Q：可以吃些什么食物来帮助提升白细胞？

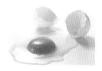

A：由于化疗所带来骨髓抑制的不良反应，使癌症患者出现白细胞下降的情形，因此需要用营养的食补来帮助其回升，才能进行下一次的疗程。在营养补充部分除了要注意均衡的饮食之外，仍建议摄取高蛋白质及高铁的食物，如牛肉、乌鸡、蛋黄、木耳、黑芝麻等。

Q：要吃些什么食物来养生，才能预防癌症复发呢？

A：癌症病友在恢复期应多留意饮食的限制及多摄取抗癌的食材来调整体质，提升自体免疫力，才能有效预防癌症复发。至于增强免疫力的饮食建议，可采取以下方式：

（1）"三低二高"饮食原则：低油、低盐、低糖、高钙、高膳食纤维饮食。

（2）多摄取植物性食材：含胚芽的谷物、豆类及富含B族维生素、蛋白质的食物，还含有抗癌物质，如7色蔬果食材（红、橙、黄、绿、蓝、紫、白）。

（3）限制动物性食材的摄取量：当摄取过多的动物性蛋白质时，肠胃无法分解吸收，便会开始在肠道内腐败，最后引发癌症或是慢性病。此外，红肉含脂肪量高，且多为饱和脂肪酸，所以建议癌症病友应多选择白肉食用，如鸡肉、鱼肉。

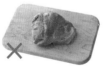 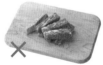 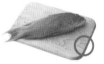

（4）大量摄取新鲜蔬菜水果或打成汁饮用：利用生、熟食方法交替使用，以摄取更多的抗癌化合物，如西蓝花中的吲哚、葱蒜的硫化物、葡萄的花青素。

（5）摄取乳酸菌、海藻、菇类：酸奶中含有益的乳酸菌，可提升肠道的有益菌量，还含有钙、钾、B族维生素，可调整体质，维持体力。海藻含有褐藻酸，可促进身体产生免疫物质及抑制癌细胞生长。菇类含有多糖及丰富的蛋白质，可对抗癌细胞，提升免疫力。

（6）多摄取优质的油脂：以抑制癌细胞生长，如含有 ω-3 脂肪酸的油脂（苦茶油、亚麻子油及橄榄油）。

（7）茶叶：绿茶较佳，因为绿茶含有丰富的儿茶素，可抑制癌细胞生长。

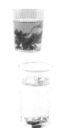

（8）饮用干净水：因为自来水中的氯、氟会增加自由基产生，而过滤水已去除氯、氟，对健康较有保障。

（9）利用中药材来调整体质，提升免疫力：可用中药做成药膳，如用党参、黄芪、西洋参、红枣、枸杞子来补气血（可选用本书的保健茶饮，如白术抗癌茶 P.171、补气汤 P.173）。

（10）避免摄取致癌性食物：如烧烤、油炸、烟熏制品，酒精饮品，加工食品等。

Q：日常生活饮食有无禁忌？

A：恢复期饮食应避免摄取高危险性的致癌物质，并加强体内有毒物的排出，以促进身体快速复原及提升身体免疫力。食物致癌物质的产生有以下数种情况：

（1）食物保存不当所产生的黄曲霉素：应尽量少吃，如有污染的酿造酱油、玉米粒、玉米酱、花生、花生酱、花生糖、酸菜等。

（2）食材选择不当易出现的毒素：如硝酸盐食物（蔬菜农药含量高）、亚硝酸盐食物（如火腿、香肠、培根、腊肉、热狗）、胺类食物（海产鱼类，以鱿鱼含量最高）。硝酸盐与胺类化合物两者共食用，进入人体易形成亚硝胺，可引发口腔癌、胃癌。

（3）烹调不当会引发癌症：烹调若采用烟熏、烧烤、煎炸，易产生致癌物质，引发细胞突变，导致癌症如乳腺癌、胃癌、大肠癌。

（4）使用不当的食品添加物：过量食用食品添加剂，如色素、乳化剂、香精、防腐剂、甜味剂、保鲜剂、杀菌剂、改良剂等，会影响肝脏及肾脏的排毒功能，破坏细胞引发癌症。

（5）食用高脂肪食物及氢化脂肪食物：如油炸类（油豆腐、炸薯条）、氢化脂肪（蛋糕、饼干、奶油等），摄取过量的脂肪会抑制免疫细胞的功能，进而引发乳腺癌、结肠癌、胰腺癌等疾病。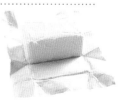

（6）摄取过多的酒精及酒精饮料：会增加致癌物的穿透性引发营养不良，长期酗酒更会增加体内锌的流失，降低免疫力。

Q：可以喝咖啡或茶吗？

A：病友日常生活是可以饮用适量的咖啡及茶，但能避免及少饮是最佳的方法，通常 16 点以后应尽量少喝咖啡及茶，以免干扰夜间睡眠降低身体的免疫力。每日咖啡摄取不超过 1 杯；茶量不超过 3 杯量。服药后需间隔 2 ～ 3 小时再服用茶或咖啡，以免干扰药效。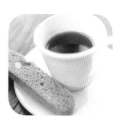

Q：接受癌症治疗结束后，需要改吃素食吗？

A：癌症病友要改变成吃素食，必须先考虑自己的身体状况，可以通过 4 项评估再决定：

（1）视身体反应做调整：若是在癌症恢复期，则必须与医师、营养师讨论目前的医疗状况及身体反应，如果有体重下降过多、恶病质倾向、营养不良或免疫力下降者，则不宜改吃素食。

（2）循序渐进改变饮食习惯：身体状况恢复较佳，体重也能维持稳定的状态，则可考虑以渐进式增加素食的分量，由种类及餐数的增加，缓慢适应素食习惯。如荤食与素食比例可由 5：5 改为 3：7。

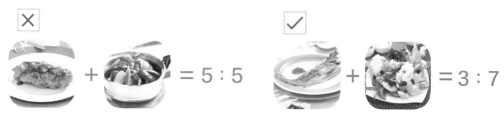

（3）选择各种色彩的蔬果：许多流行病学及癌症治疗研究中，发现植物中含有多种抗癌成分，尤其是色彩缤纷鲜艳的天然食材能抑制癌症的发生及阻断癌细胞扩散，对于恢复期的癌症病友更是重要。

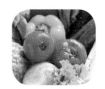

（4）选择当季当地的食物：素食以新鲜、自然、当令当地生产的食材、未加工的为优先，而不是选用传统素食加工料。

Q：可以用中药炖食材来补气血吗？

A：中草药其作用是温和的，许多中药材可调整体质、补养气血及提升免疫力，如人参、当归、川芎、西洋参、党参、白术、红枣、枸杞子、何首乌、山药、茯苓、黄芪皆具有补血补气功效，可与一般食材如乌鸡、排骨、豆制品（如豆皮等）一起炖煮来滋补身体。另外，可直接用中药方剂与食材一起炖煮，如四君子汤、四物汤、十全大补汤、小柴胡汤等，也可煮成粥品来滋补身体。在恢复期一周可炖补 2 ~ 3 次来调整体质、恢复体力、提升免疫力。

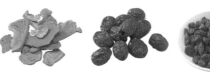

Q：如何清洗蔬果？烹调方面有无特别注意事项？

A：（1）蔬菜类清洗：

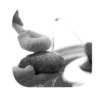 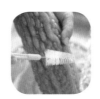 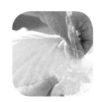

根茎类要先刷洗干净，再去皮。

瓜果类用软毛刷清洗表层。

包叶菜先剥除外层叶片，再一片片清洗干净。

叶菜类先切除根部，再清洗每片叶片。

（2）水果类清洗：

  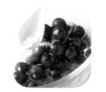

柑橘类先用菜瓜布清洗外皮。

瓜类先用海绵刷洗外皮。

小型水果（如葡萄、圣女果）先冲水，再撒上少许面粉，涂抹果皮表面，清洗干净。

草莓要先放入过滤网，用清水冲洗后，再浸泡3～5分钟。

（3）适当的烹调方法：应采用低温少油、低盐、低糖为主，尽量用焯烫、水油炒、炖煮、卤煮、拌食，以保留营养素。

（4）不适当烹调法：如烧烤、油炸或高温烹调，容易产生有害的自由基，还有烟熏、腌制的食物，容易产生致癌物（如亚硝胺）。

Q：很多肉类会注射激素，而蔬果也有农药残留问题，在购买及烹调上应注意什么？

A：癌症病友在面临健康的困境上，确实更需要严格把关食材的来源，选择合格且安全可靠的食材，才能用饮食力量改变自体的健康状态。建议癌症病友在采买食材时，应注意几项原则：

（1）选择有安全认证的标识：如果经济状况许可的话，可选用经过卫生检查合格标志的有机肉品以挑选瘦肉为佳，而有机蔬果以当令盛产的蔬果较佳。

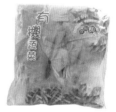

（2）选择新鲜安全的食物：若选用一般肉品或蔬果要特别注意新鲜度，肉类必须是新鲜有弹性（由色泽判定），且贩卖地点有冷藏设备，挑选脂肪少的部位（许多有害物质易积存在脂肪内）。而蔬果最好是当天摘取，无农药残留较安全，且新鲜美味。

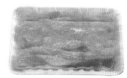

（3）选择当季当地盛产的蔬菜：叶菜类的叶干过长，色泽深，且细茎干少是化肥量使用过多的特征，应避免选食，所以最好选用当令当季产地盛产的蔬果。生长期长的瓜果类、豆荚类必须注意清洗，烹调时可先用焯烫法过水，减少农药残留。

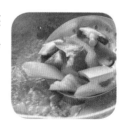

（4）烹煮肉类的安全方法：烹调肉类可先用热水焯烫，去除表面脏物，以减少有毒物的残留，且烹煮时间要足够，才具有杀菌的作用。

（5）烹煮蔬菜的安全方法：蔬菜类可先焯烫，后冲冷水（可保持蔬菜鲜绿）再开始进行烹调，而瓜果类需先清洗去皮再切煮，烹调时应不加盖，有利农药挥发。

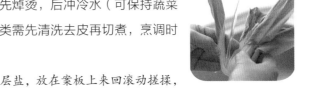

※ 板刷法：瓜果类食物表面先涂抹上一层盐，放在案板上来回滚动搓揉，即可将其表面的刺去除干净。

Q：可以吃保健食品吗？

A：保健食品种类繁多，而市售许多标榜具抗癌功效的保健食品，虽有经过动物实验证明具有抗癌作用，但至今仍缺乏人体实验证明，而究竟要吃多久、吃多少才有功效，皆有待进一步研究确定，因此建议癌症患者食用保健食品时应先请教医师或营养师，了解个人营养需求后再选用，才能避免发生不必要的不良反应。

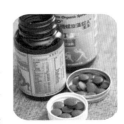

癌症病友在食用保健食品时，总抱持着预防复发移转的心态，其实造成癌症复发的原因很多、也很复杂，绝非是靠食用保健食品就能解决的，因此只能当成辅助性的营养补充剂来使用，最主要的还是要注意日常饮食上的均衡摄取，唯有自然食物中的营养素才是抗癌主角。

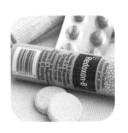

选用保健食品需注意品牌可靠性、生产商家、产品成分、包装标示是否清楚，有无使用方法的说明以及卫生单位的合格认证，才能判断其好坏，另外也要评估保健食品的价位是否符合个人经济能力。

Q：何谓抗氧化物质？要如何才能摄取到？

A：人体通过呼吸进入体内的氧气在细胞中转换为二氧化碳，在转换过程中会产生多余的氧自由基，它会破坏细胞、攻击人体正常细胞及 DNA，引发细胞病变，产生疾病，如脑卒中、心脏病、糖尿病、白内障、各种癌症、老化早衰。抗氧化物质是指能抵抗氧化作用的物质（中和自由基），以少量的物质去抑制大量易被氧化的反应物的氧化作用。癌症病友接受化疗时，要谨慎评估抗氧化剂的摄取，以免影响化疗药物的疗效。

抗氧化物质的来源可分成两类

人体的自然生成的（内生性抗氧化剂）

● 超氧化物歧化酶含微量元素，如铜、锌、锰。

● 过氧化氢酶含铁元素。

● 谷胱甘肽过氧化酶含硒元素。

※ 由食物中摄取含铜、锌、硒、锰食材来增加抗氧化酶的形式，以中和多余的自由基，防止细胞伤害。

体外补充的氧化物质

● β - **胡萝卜素** → 进入体内转为维生素 A，可抑制氧化作用（食物来源：海藻、胡萝卜、西蓝花、菠菜、南瓜等）。

● **维生素 C** → 可随血循环至全身，具有抗氧化作用（食物来源：番茄、柿子椒、西蓝花、草莓、橙子、番石榴、猕猴桃）。

● **维生素 E** → 存在于脂质细胞膜上进行抗氧化作用（食物来源：坚果类、小麦胚芽、葵花子油）。

● **植物化学物** → 如硫化物、多酚、花青素（食物来源：色彩鲜艳的天然蔬果）。

抗氧化剂对人体的主要功能

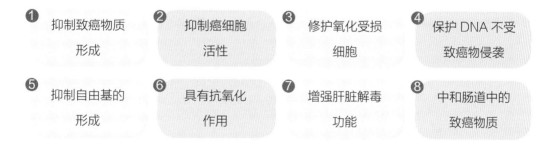

❶ 抑制致癌物质形成　❷ 抑制癌细胞活性　❸ 修护氧化受损细胞　❹ 保护 DNA 不受致癌物侵袭

❺ 抑制自由基的形成　❻ 具有抗氧化作用　❼ 增强肝脏解毒功能　❽ 中和肠道中的致癌物质

Q：感觉治疗后体力很差，尤其很容易累，该如何恢复元气?

A：可以由多方面来调整，包括生活作息、饮食规律、每天运动来提升体力，同时放松心情，正面思考，身体便会逐渐复原。

（1）生活作息的调整：充足的睡眠及休息、规律运动。

（2）正向思考：以平常心来调养身体、做个全力配合的病人。

（3）饮食的调整：食用高热量、高蛋白质的食物，以少量多餐的方式进食，多选用容易消化的粥、汤品或中药材食补，来促进身体的吸收代谢，同时也可缩短病程不适加速复原。多选用高蛋白食材，如低脂牛奶、鸡蛋、肉类（白肉优先于红肉）、鱼、虾、豆类、坚果等皆可（可选用糙米四神粥 P.105、绿豆小米粥 P.109、香菇山药粥 P.107；番茄牛腩 P.128、干贝乌骨鸡汤 P.135、地骨鸡汤 P.146；银耳百合汤 P.159、黄芪红枣汤 P.173、补气汤 P.173）。

Q：激素受体为阳性的乳腺癌妇女需服用抗激素药物，可以喝豆浆或吃山药吗？

A：乳腺癌病友多数认为肿瘤细胞激素接受体为阳性，因此山药及大豆皆含有类雌激素物质，不知道能否食用。在此建议癌症病友对所有食物的营养素必须均衡摄取，而不是偏重于吃某些食物，才不会对身体造成不良影响。

（1）大豆：大豆中含有大豆异黄酮，具有弱雌激素作用及抗雌激素作用，只要适量摄取可抑制癌细胞增生及扩散，例如每天一杯豆浆 240 毫升或 100 克豆腐，所含的大豆异黄酮含量 20 ～ 25 克，对身体而言是不会影响抗激素类药物的作用。

（2）山药：富含蛋白质、矿物质、黏多糖，且含有薯蓣皂素成分，为制造体内脱氢表雄酮的重要来源，可促进内分泌激素的作用，具有增强免疫功能、抗老化、抗肿瘤等作用。薯蓣皂素为脱氢表雄酮重要来源，而脱氢表雄酮为体内超过 50 多种激素的前体，食用后在体内转化才会发挥作用，其安全性高，能协助体内自然调节激素的产生。因此食用山药时无须过度担心，例如每次摄取 100 ～ 200 克是不会产生过量问题的，但不建议食用人工合成的营养萃取物，如保健食品类。

Q：在治疗中感觉体重增加很多，在恢复期可以减重吗？除了运动外，饮食上如何配合？

A：在治疗期间因为热量及蛋白质需求量增加，所以癌症患者在营养上会特别加强，加上体力不佳、活动量变少、某些药物造成体液滞留，因此都有可能造成体重增加。

当治疗结束进入恢复期后便可以开始做体重控制，因为此阶段不需要高热量、高蛋白饮食，维持适当体重及腰围是很重要的，必要时可以请营养师配合规划，计算出每日所需热量来设计菜单。当然，规律的运动对于恢复期的癌症患者也是必要功课，不仅可以促进代谢又能维持正常体重。

癌症病友的现身说法

病　　友：江小姐

年　　龄：44 岁

患病过程：2005 年 5 月自我检查发现左侧乳房肿物，经诊断确定为乳腺癌。

治疗方式：2005 年 5 月做左侧全乳切除术，肿瘤约 6.4 厘米，术后伤口稳定后随即展
　　　　　开化学治疗。

回想 2005 年，下半年的我都在做化学治疗，刚开始化疗时身体开刀的病痛还未平复，又开始担心白细胞够不够？免疫力好不好？最重要的是多次下来的化疗不良反应，直接影响进食。所以饮食对我来说，都是听人说牛肉好就吃牛肉，深海鱼好就买深海鱼，还吃了很多有机蔬果及食品。

但最常困扰我的是这些食品对我有何帮助？到底要如何烹调，才能让一个饱受治疗之苦且味觉改变的人吃得下？常常看到照顾我的妈妈和姐姐面对没有胃口的我而伤透脑筋，有些菜过去是我的最爱，但如今成了闻到想吐或食之无味难以下咽。

在偶然机会中接触到为乳腺癌病友们举办的两场由柳秀乖老师主讲示范"冬日养生营"活动，当天柳老师除了用深入浅出的方式告诉我们许多蔬果的特性、季节性蔬果等理论基础外，整个活动的重头戏就是提供优质的食谱配合现场烹调教学，由柳老师亲自示范 8 ~ 10 道菜，以简单的操作方式做出许多色、香、味俱全的佳肴，我觉得自己都能轻松上手，也想尝试看看。

柳老师引导我们对有机食品产生兴趣，及如何用自然健康的有机食品调理让食材营养成分保持最好又能煮出好口感，也让我能顺利度过化学治疗后的恢复期。尤其当我一头漂亮乌黑秀发再长出来时，内心充满重生的喜悦。现在我觉得做出一道道健康营养的菜已不再困难，尤其与许多正在接受治疗的病友们分享经验更是一件很快乐的事。

病　　友: 张小姐

年　　龄: 46 岁

患病过程: 2005 年 2 月健康检查追踪钙化情况时发现右侧乳房肿瘤，经诊断确定为乳
　　　　　腺癌。

治疗方式: 2005 年 3 月做右侧乳房部分切除，术后伤口稳定后展开化学治疗 4 次，
　　　　　当中因人工血管阻塞需重新装置，而后再做 30 次放射治疗，治疗全程于
　　　　　2005 年 8 月完成。

对我来说确诊患病的那年真是令人难忘，在慌乱的心情中，我经历了 2 次开刀，30 次放射治疗和 4 次化学治疗，接受了前所未有的身心煎熬。想起那段化疗过程仍心有余悸，白细胞在每次打针后的 7 ～ 10 天会急遽降低，而且后两次我也发生呕吐的状况，吃不下任何东西。最伤脑筋的便是吃的问题，打完针那几天我请假在家，老公必须上班，家里只剩下我一个人。我本来就是一个不爱吃东西的人，但为了有体力可以应付化疗，我很努力吃，但对于吃什么、能吃什么总是很茫然。吃这个会怎样？不吃又会怎样？好多念头在脑中此起彼落⋯⋯

最令人难以置信的是我的妈妈，照顾我时也发现右侧乳腺癌，做完全乳切除手术后也开始化疗。当时爸爸在家把煮好的东西，坐 1 小时车把四菜一汤送到我家给我吃，然后马上赶回家，只因为妈妈也需要照顾。

来自四面八方亲朋好友的意见让人无所适从，所以我化疗完瘦了好多。由于参加了基金会的讲座，得知 12 月会有一个养生营，将由柳老师亲自示范烹煮，参加后才知道原来养生餐也可以那么美味，只要注意食材，少油煎炸，其实有很多美味的东西可以品尝，番茄牛腩、乌骨鸡汤等，都是化疗及恢复期间可以充分补充营养的美味食物。

有幸在病中参加了一系列的讲座、病友座谈会、病友团体心理治疗课程等，让我走进人群面对疾病，发现其实自己并不孤单，而妈妈跟我同时治疗，她比我还坚强，甚至不断安慰脆弱的我与病友交谈中得到慰藉，互相砥砺，一路上扶持打气。

现在的我学习活在当下，凡事看淡，在生活饮食上也做了调整，尤其是养生健康的饮食习惯，希望早日恢复健康。而今后最大的愿望是和老公到处去旅行，相信在不久的将来我能美梦成真。

每日营养素及热量摄取的理想比例

各种热量需求参考表

女性依身高、活动量的热量需求		男性依身高、活动量的热量需求	
159 厘米以下		169 厘米以下	
坐办公室 1500 千卡	体力劳动者 1800 千卡	坐办公室 1800 千卡	体力劳动者 2100 千卡
160 厘米以上		170 厘米以上	
坐办公室 1800 千卡	体力劳动者 2100 千卡	坐办公室 2100 千卡	体力劳动者 2400 千卡

化疗病友所需营养素的理想比例

蛋白质

成人每日蛋白质的摄取量，占总热量的 12% ~ 14%，换算如下：

一般人蛋白质摄取量	癌症患者蛋白质摄取量
每千克体重摄取 1.1 克蛋白质	每公斤体重摄取 1.5 克蛋白质
男性依体重 65 千克计算	
每日摄取蛋白质 71.5 克	每日摄取蛋白质 97.5 克
女性依体重 55 千克计算	
每日摄取蛋白质 60.5 克	每日摄取蛋白质 82.5 克

注：每克蛋白质提供 4 千卡热量，癌症患者每日摄取蛋白质 90 ~ 100 克。

脂肪

成人每日脂肪的摄取量占总热量的 20% ~ 30%，包含饱和及不饱和脂肪酸在内。每克脂肪提供 9 千卡热量，每日脂肪摄取量 60 ~ 70 克。

碳水化合物

成人每日碳水化合物的摄取量占总热量的 58% ~ 68%，尽量减少精制糖类（蔗糖饮料）。每克碳水化合物提供 4 千卡热量，每日碳水化合物摄取量 250 ~ 270 克。

食物的热量需求与分量

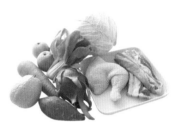

我们每日需要的食物量，包含水果、蔬菜、谷薯、肉蛋、大豆类、乳类、油脂类共七大类。下表列出各种不同热量需求的食物份分配。

依各种不同热量需求的食物份配表

组别	类别	重量（克）	热量（千卡）	蛋白质（克）	脂肪（克）	碳水化合物（克）
谷薯组	谷薯类	25	90	2.0	—	20.0
蔬果组	蔬菜类	500	90	5.0	—	17.0
	水果类	200	90	1.0	—	21.0
肉蛋豆组	大豆类	25	90	9.0	4.0	4.0
	乳类	160	90	5.0	6.0	—
	肉蛋类	50	90	9.0	6.0	—
油脂组	坚果类	15	90	4.0	7.0	2.0
	油脂类	10	90	—	10.0	—

食物份交换表

所谓的食物份交换表，指的是将相似营养价值的定量食物，归类为一组，可相互交换。而日常食物可分为七大类，即谷薯类、肉蛋类、乳类、油脂类、豆制品、蔬菜类及水果类，同一大类食物每一份含有相同的主要营养成分及一定分量，可在设计食谱时作为参考交换。

台湾卫生主管部门所编列的每日饮食指南食物需求如下	
五谷根茎类：3～6碗（6～12份）	乳类及乳类制品：1～2杯
鱼、蛋、肉、豆类：4份	蔬果类：3碟（3份）
水果类：2份	油脂类：2～3汤匙

举例来说，每一份主食以热量 90 千卡为一单位计算，如一碗稀饭为 2 份主食，热量为 180 千卡；一碗饭为 4 份主食，热量为 320 千卡；一片吐司为 1 份主食，热量为 90 千卡。

那么一天主食若为 9 份，则可调配如下：

早餐吐司 2 片（2 份）、午餐粥 1 碗（2 份）、晚餐米饭 1 碗（4 份），则一天主食为 2 + 2 + 4 共 8 份。另外再加上点心，例如莲藕粉粥（1 份）或小餐包 1 个（1 份），则一天分量即为主食 9 份。

再举一个范例：每一份食物所含蛋白质为 7 克，由于所含脂肪量不同，又分为低脂、中脂两类，其热量亦不相同。以外形来估算食物分量，如猪、牛肉、鱼、鸡肉，以三根手指宽度大小面积的肉薄片即为 1 份的量，鸡腿 1/2 根、蛋 1 个、草虾 3 只、豆浆 1 杯皆为一份蛋白质。

那么一天蛋白质若为 5 份，则可调配如下：

早餐一杯豆浆 240 毫升（1 份）、午餐（真鲷鱼 1 尾）（2 份）、晚餐鸡翅 1 只（2 份），则一天蛋白质为 1 + 2 + 2 共 5 份。

癌症患者可根据自身喜好，在总热量不变的情况下交换着吃。但要注意，同类的食物可以自由互换，不同类的食物不能交换，比如 25 克的大米可以换成 25 克的面粉，但不能换成 50 克的大白菜。

以下便将交换表列出来，以作为参考使用。

谷薯类和蔬果类份表

热量（千卡）	交换单位（份）	谷薯组		蔬果组	
		重量（克）	单位（份）	重量（克）	单位（份）
1200	13.5	150	6	500	1
1400	15.5	200	8	500	1
1600	17.5	250	10	500	1

肉蛋类、奶类及油脂类份量表

能量（千卡）	交换单位（份）	肉蛋类		奶类		油脂类	
		重量（克）	单位（份）	重量（克）	单位（份）	重量（克）	单位（份）
1200	13.5	150	3	250	1.5	20	2
1400	15.5	150	3	250	1.5	20	2
1600	17.5	150	3	200	1.5	20	2

谷薯类食物交换份表

1份重量（克）	食物举例
25	大米、小米、玉米面、面粉、通心粉、荞麦面、干粉条、各种挂面、龙须面、藕粉、苏打饼干
30	切面
35	馒头、烧饼、烙饼、咸面包、窝窝头
125	土豆、芋头
150	山药、红薯
200	鲜玉米
300	凉粉

蔬菜类食物交换份表

1份重量（克）	食物举例
70	鲜豌豆
150	荸荠
200	胡萝卜
250	扁豆、豇豆、蒜薹、洋葱
350	南瓜、马兰头、油菜、豆苗、丝瓜、菜花
400	辣椒、柿子椒、白萝卜、茭白、冬笋
500	大白菜、鸡毛菜、菠菜、韭菜、莴笋、黄瓜、苦瓜、茄子、番茄、绿豆芽、鲜蘑菇、西葫芦、冬瓜、竹笋、芹菜、海带

乳类食物交换份表

1份重量（克）	食物举例
20	全脂奶粉
25	脱脂奶粉、乳酪
130	酸奶（无糖）
150	牛奶、羊奶

水果类食物交换份表

1份重量（克）	食物举例
150	柿子、荔枝、香蕉
200	橙子、橘子、苹果、梨、猕猴桃、菠萝、李子、桃、樱桃、葡萄、杏、柚子
300	草莓、杨桃
500	西瓜

豆类食物交换份表

1份重量（克）	食物举例
20	腐竹
25	大豆粉、黄豆、绿豆、红豆、芸豆、干豌豆
50	豆腐丝、豆腐干
70	毛豆
100	北豆腐
150	南豆腐（嫩豆腐）
400	豆浆（黄豆25克加水磨浆）

肉蛋类食物交换份表

1份重量（克）	食物举例
20	熟火腿、香肠
25	肥猪肉
35	熟叉烧肉（无糖）、午餐肉、熟酱牛肉、熟酱鸭
50	猪瘦肉、牛肉、羊肉、鸭肉、鹅肉
60	鸡蛋、鸭蛋、松花蛋、鹌鹑蛋
80	带鱼、草鱼、鲤鱼、甲鱼、大黄鱼、鳝鱼、黑鲢鱼、鲫鱼、对虾、青虾、鲜贝
100	兔肉、蟹肉、水发鱿鱼
150	鸡蛋清
350	水发海参